全国高等医药院校医学检验技术专业第四轮规划教材

临床免疫学检验实验指导

第4版

（供医学检验技术专业使用）

主　编　曾常茜

主　审　吕世静

副主编　蒋红梅　李　丽　吕小华

编　者　（以姓氏笔画为序）

于　洋（天津医科大学）
王春玲（东南大学医学院）
方　芳（吉林医药学院）
邓念华（成都医学院）
吕小华（广东医科大学）
朱浩稳（湖南中医药大学）
任书荣（青岛大学医学部）
刘荣静（广州医科大学附属第二医院）
李　丽（东南大学医学院）
李　波（佛山科学技术学院）
李海侠（南方医科大学南方医院）
谷俊莹（贵州医科大学）
张　冉（湖南师范大学医学院）
周剑锁（北京大学第三医院）
赵彩红（大连大学医学院）
段相国（宁夏医科大学）
秦　雪（广西医科大学第一附属医院）
黄　健（遵义医科大学）
黄建军（皖南医学院弋矶山医院）
彭契六（广西中医药大学附属国际壮医医院）
蒋红梅（贵州医科大学）
曾永龙（右江民族医学院）
曾常茜（大连大学医学院）
谢　丽（广西医科大学第二附属医院）

U0786271

中国健康传媒集团
中国医药科技出版社

内容提要

本教材为“全国高等医药院校医学检验技术专业第四轮规划教材”之一，全书分为抗原和抗体制备技术、非标记免疫技术、标记免疫技术、免疫细胞的分离与功能测定、临床免疫学检验五个单元，共计47个实验项目。与上版比较，增加了免疫印迹试验、循环增强荧光免疫分析、HIV确证试验、ENA抗体检测、抗肾小球基底膜抗体检测等新的实验项目，拓展了实验教学内容的宽度和深度。本教材为书网融合教材，即纸质教材有机融合电子教材、教学配套资源（PPT、微课、视频、图片等）、题库系统、数字化教学服务（在线教学、在线作业、在线考试），使教学资源更加多样化、立体化。

本教材供医学检验技术专业使用。

图书在版编目（CIP）数据

临床免疫学检验实验指导/曾常茜主编．—4版．—北京：中国医药科技出版社，2019.12

全国高等医药院校医学检验技术专业第四轮规划教材

ISBN 978－7－5214－1209－3

Ⅰ．①临…　Ⅱ．①曾…　Ⅲ．①免疫学－医学检验－医学院校－教学参考资料　Ⅳ．①R446.6

中国版本图书馆CIP数据核字（2019）第288706号

美术编辑　陈君杞

版式设计　友全图文

出版　**中国健康传媒集团**｜中国医药科技出版社

地址　北京市海淀区文慧园北路甲22号

邮编　100082

电话　发行：010－62227427　邮购：010－62236938

网址　www.cmstp.com

规格　889×1194 mm $^{1}/_{16}$

印张　$8\,^{3}/_{4}$

字数　194千字

初版　2004年9月第1版

版次　2019年12月第4版

印次　2022年6月第2次印刷

印刷　三河市万龙印装有限公司

经销　全国各地新华书店

书号　ISBN 978－7－5214－1209－3

定价　28.00元

数字化教材编委会

主　编　曾常茜

主　审　吕世静

副主编　谷俊莹　蒋红梅　李　丽　吕小华　赵彩红

编　者　（以姓氏笔画为序）

于　洋（天津医科大学）　万　青（东南大学医学院）

王参军（东南大学医学院）　王春玲（东南大学医学院）

王秋波（青岛大学医学部）　方　芳（吉林医药学院）

邓　鹰（右江民族医学院）　邓念华（成都医学院）

冯琳琳（贵州医科大学）　吕小华（广东医科大学）

朱　璇（广西医科大学第二附属医院）　朱浩稳（湖南中医药大学）

任书荣（青岛大学医学部）　刘　晶（北京大学第三医院）

刘荣静（广州医科大学附属第二医院）　江孔梅（广西医科大学第二附属医院）

杨传坤（东南大学医学院）　李　丽（东南大学医学院）

李　波（佛山科学技术学院）　李　娜（北京大学第三医院）

李　瑶（吉林医药学院）　李光曦（皖南医学院弋矶山医院）

李海侠（南方医科大学南方医院）　谷俊莹（贵州医科大学）

张　冉（湖南师范大学医学院）　张卫国（东南大学医学院）

张艳丽（青岛大学医学部）　陈敏敏（佛山科学技术学院）

周剑锁（北京大学第三医院）　赵彩红（大连大学医学院）

段相国（宁夏医科大学）　郭子维（右江民族医学院）

秦　雪（广西医科大学第一附属医院）　夏国华（东南大学医学院）

黄　健（遵义医科大学）　黄建军（皖南医学院弋矶山医院）

彭契六（广西中医药大学附属国际壮医医院）　蒋红梅（贵州医科大学）

曾永龙（右江民族医学院）　曾常茜（大连大学医学院）

谢　丽（广西医科大学第二附属医院）　潘　洁（南方医科大学南方医院）

出版说明

全国高等医药院校医学检验技术专业规划教材是在教育部、国家药品监督管理局的领导和指导下，在广泛调研和充分论证基础上，由中国医药科技出版社组织江苏大学医学院、温州医科大学、中山大学中山医学院、华中科技大学同济医学院、中南大学湘雅医学院、广东医科大学、上海交通大学医学院、青岛大学医学部、广西医科大学、南方医科大学、中国人民解放军总医院等全国20多所医药院校和部分医疗单位的领导和专家成立教材建设委员会，在出版社与委员会专家共同规划下，由全国相关院校的专家编写出版的一套供全国医学检验技术专业教学使用的本科规划教材。

本套教材坚持“紧扣医学检验专业本科教育培养目标，以临床实际需求为指导，强调培养目标与用人需求相结合”的原则，近20年来历经三轮编写修订，逐渐形成了一套行业特色鲜明、课程门类齐全、学科系统优化、内容衔接合理的高质量精品教材，深受广大师生的欢迎，为医学检验技术专业本科教育做出了积极贡献。

本套教材的第四轮修订，是在我国高等教育教学改革的新形势和医学检验专业更名为医学检验技术专业、学制由5年缩短至4年、学位授予由医学学士变为理学学士的新背景下，为更好地适应新要求，服务于各院校教学改革和新时期培养医学检验专门人才需求，在2015年出版的第三轮规划教材的基础上，由中国医药科技出版社于2019年组织全国40余所本科院校300余名教学经验丰富的专家教师不辞辛劳、精心编撰而成。

本轮修订教材含理论课程教材10门、实验课教材6门，供全国高等医药院校医学检验技术专业教学使用。具有以下特点：

1.适应学制的转变　第四轮教材修订符合四年制医学检验技术专业教学的学制要求，为目前的教学提供更好的支撑。

2.坚持“培养目标”与“用人需求”相结合　紧扣医学检验技术专业本科教育培养目标，以医学检验技术专业教育纲要为基础，以国家医学检验技术专业资格准入为指导，将先进的理论与行业实践结合起来，实现教育培养和临床实际需求相结合，做到教师好“教”、学生好“学”、学了好“用”，使学生能够成为临床工作需要的人才。

3.充实完善内容，打造教材精品　专家们在上一轮教材基础上进一步优化、精炼和充实内容。坚持“三基、五性、三特定”，注重整套教材的系统科学性、学科的衔接性。进一步精练教材内容，突出重点，强调理论与实际需求相结合，进一步提高教材质量。

4.书网融合，使教与学更便捷更轻松　全套教材为书网融合教材，即纸质教材与数字教材、配套教学资源、题库系统、数字化教学服务有机融合。通过“一书一码”的强关联，为读者提供全免费增值服务。按教材封底的提示激活教材后，读者可通过PC、手机阅读电子教材和配套课程资源（PPT、微课、视频等），并可在线进行同步练习，实时反馈答案和解析。同时，读者也可以直接扫描书中二维码，阅读与教材内容关联的课程资源，从而丰富学习体验，使学习更便捷。教师可通过PC在线创建课程，与学生互动，开展在线课程内容定制、布置和批改作业、在线组织考试、讨论与答疑等教学活动，学生通过PC、手机均可实现在线作业、在线考试，提升学习效率，使教与学更轻松。此外，平台尚有数据分析、教学诊断等功能，可为教学研究与管理提供技术和数据支撑。

编写出版本套高质量的全国高等医药院校医学检验技术专业规划教材，得到了相关专家的精心指导，以及全国各有关院校领导和编者的大力支持，在此一并表示衷心感谢。希望本套教材的出版，能受到全国高等医药院校医学检验技术专业广大师生的欢迎，对促进我国医学检验技术专业教育教学改革和人才培养做出积极贡献。希望广大师生在教学中积极使用本套教材，并提出宝贵意见，以便修订完善，共同打造精品教材。

中国医药科技出版社

2019年10月

建设委员会

前言

QIANYAN

临床免疫学检验是四年制本科医学检验技术专业的核心课程，临床免疫学检验实验教学在培养学生动手能力、分析解决问题能力以及创新思维等方面具有非常重要的作用。为贯彻落实教育部关于“教材建设精品化，教材要适应多样化教学需要”的精神，来自全国20所高等医学院校从事临床免疫学检验实验教学与科研的骨干教师协作编写《临床免疫学检验实验指导》一书。

本书实验内容的编排与理论衔接一致，分为抗原和抗体制备技术、非标记免疫技术、标记免疫技术、免疫细胞的分离与功能测定、临床免疫学检验等五个单元，共计47个实验项目。本书秉承系统性、完整性、新颖性和实用性等特点，补充了免疫印迹试验、循环增强荧光免疫分析、HIV确证试验、ENA抗体检测、抗肾小球基底膜抗体检测等新的实验项目，拓展了实验教学内容的宽度和深度。本书实验项目较全面，各院校可根据实验教学需求选择相关实验内容，或组合成不同层次的综合性实验和设计性实验。各实验项目后附有思考题，引导学生思维实践，以帮助学生更好地理解和掌握临床免疫学实验技术的原理、操作方法、临床意义和临床应用，提高学生的学习效果。本教材为书网融合教材，即纸质教材有机融合电子教材、教学配套资源（PPT、微课、视频、图片等）、题库系统、数字化教学服务（在线教学、在线作业、在线考试），使教学资源更加多样化、立体化。

本书主要适用于四年制医学检验技术专业学生的临床免疫学检验实验教学，侧重培养学生掌握先进的医学检验技术，使其具备初步的医学检验岗位的胜任能力，满足医学检验相关行业的基本人才需求。同时，也可作为教师、医学类研究生和科研人员的参考书。

本书编写过程中得到各编委单位领导和同行们的大力支持，本版教材是在第三版教材的基础上修订而来，仍包含了第三版编委的辛勤劳动，本书全体编委向上版编委表示衷心的感谢！

由于编者的认识水平有限，书中难免有不妥或不足，恳请广大师生和同仁在使用过程中对本书提出宝贵的意见和建议，以便不断完善和提高。

编　者

2019年10月

目录
MULU

第一单元　抗原和抗体制备技术

抗原抗体反应是免疫学检验的基础，抗原抗体反应高度的特异性可用于对未知抗原或未知抗体的检测。抗原和抗体作为免疫学检验中最主要的试剂，其质量与免疫检测方法的特异性和敏感性密切相关。本单元着重介绍多克隆抗体和单克隆抗体的制备、纯化和鉴定。

扫码“学一学”

实验一　多克隆抗体的制备

多克隆抗体（polyclonal antibody，pAb）是机体在抗原刺激下不同B细胞克隆被激活后产生的针对同一抗原多个表位的混合抗体，又称免疫血清或抗血清。其特异性、效价与免疫原性质及免疫动物的种类与方式密切相关。本实验以免疫家兔制备溶血素为例介绍多克隆抗体的制备。

【实验原理】

将绵羊红细胞（sheep red blood cell，SRBC）按照一定的程序免疫家兔，由于绵羊红细胞带有多个不同抗原表位，可刺激家兔产生免疫应答，从而产生针对同一抗原不同抗原表位的特异性混合抗体，收集并分离血清即可获得相应的多克隆抗体。因其与SRBC结合后可激活补体，导致SRBC破裂溶解，因此又称为溶血素。

【主要试剂与器材】

1. 体重3kg左右健康雄性家兔。
2. 市售肝素抗凝绵羊全血。
3. 无菌生理盐水（或PBS）、2%碘酒、75%乙醇。
4. 0.10g/L硫酸镁溶液（0.01g硫酸镁加入生理盐水100ml）。
5. 台式离心机、5ml一次性注射器、一次性移液管、15ml无菌离心管。

【操作方法】

1. 取2~3ml无菌抗凝绵羊全血于离心管中，加等量生理盐水，2000转/分离心5分钟，吸弃上层血浆和白细胞层。
2. 用2~3ml生理盐水重悬SRBC，并2000转/分离心5分钟后吸弃上清液，重复洗涤一次。
3. 根据红细胞比容，用0.10g/L硫酸镁溶液稀释成10%SRBC悬液。
4. 将家兔做好标记，从耳缘静脉采血2~3ml，分离并收集血清，储存于-20℃备用（作为抗体鉴定阴性对照）。
5. 采取耳缘静脉注射免疫家兔，具体免疫剂量和免疫程序见表1-1。

表1-1　抗绵羊红细胞多克隆抗体制备免疫方案

免疫时间（天）	1	7	14	21	28
10%SRBC剂量（ml）	0.5	1.0	1.5	2.0	2.5

6. 末次免疫后第7～10天，从耳缘静脉采血，分离血清，用玻片法做红细胞凝集试验检测效价（即试血）。若效价不理想，可再次加强免疫直至达到要求。

7. 将家兔仰面，固定四肢于动物架上（或由人抓住四肢固定），剪去左胸部兔毛，用碘酒、酒精消毒其暴露出来的皮肤，在胸骨左缘外3mm左右第3～4肋间，选心脏搏动最明显处与胸壁成45°角进针，针头刺中心脏时有明显的搏动感。待针筒回血后，固定注射器位置采血（2.5kg的家兔心脏可采血约50ml）。将抽取到的家兔血液注入无菌烧瓶中，室温自然凝血，再置于37℃温箱1小时，然后放4℃冰箱过夜。

8. 隔日待血清充分析出后吸取血清，3000转/分离心15分钟，收集上清液，经56℃30分钟灭活补体后，4℃保存备用。

【结果判定】

获得的抗血清应无溶血、无污染。

【注意事项】

1. 实验动物的免疫反应性有个体差异，因此免疫时应选用两只或两只以上适龄、健康、体重合适的动物，免疫过程中应注意无菌操作，以防动物发生感染。

2. 用颗粒性抗原制备抗体时，多选用不加佐剂直接静脉注射途径。制定免疫方案时应以注射次数少、免疫时间短、获得的抗体效价高为原则，具体的免疫次数、间隔时间和试血时间可根据具体情况进行调整。

3. 收集的免疫血清，4℃条件下一般可保存一个月左右，有条件的实验室可适量分装后-20～-70℃长期保存，但需避免因反复冻融而导致抗体效价降低。

【方法评价】

由于免疫动物个体间存在差异，故同一批次或不同批次制备的抗血清质量也存在一定差异，且来源有限。但由于多克隆抗体能结合同一抗原多个不同表位，故亲和力高，尤其适用于沉淀反应及免疫印迹试验，而且其制备方法相对简单，周期较短，因此在临床和科研中仍具有一定的应用价值。

【思考题】

1. 制备抗血清时如何选择免疫动物和设计免疫方案？

2. 在制备绵羊红细胞过程中洗涤的作用是什么？

3. 玻片法做红细胞凝集试验（试血）的作用是什么？

（刘荣静）

扫码"学一学"

实验二　多克隆抗体的鉴定

多克隆抗体的鉴定主要包括抗体效价的鉴定、抗体特异性的鉴定、抗体纯度的鉴定和抗体亲和力的鉴定。本实验主要以溶血素鉴定为例介绍抗体特异性和效价的鉴定。

【实验原理】

溶血素的特异性鉴定采用直接凝集试验，即用玻片凝集法直接观察待检溶血素能否与

SRBC 形成肉眼可见的凝集物。溶血素的效价鉴定采用补体溶血实验，其原理为：SRBC 作为颗粒性抗原与相应溶血素结合后，在补体作用下发生溶血反应；当反应体系中的 SRBC 和补体量一定时，其溶血程度与溶血素的效价呈正比，由此可判定溶血素的效价。

扫码“看一看”

【主要试剂与器材】

1. 溶血素。

2. 1% SRBC 悬液、生理盐水。

3. 补体 豚鼠新鲜血清。

4. 载玻片、试管、吸管、试管架、恒温水浴箱。

【操作方法】

1. 取干燥洁净载玻片一张，用记号笔画两个直径约 2cm 圆圈，分别在圆圈中加入生理盐水和免疫血清各 1 滴，然后各加入 1 滴 SRBC 悬液，轻摇玻片 1 ~2 分钟观察结果。

2. 在玻片凝集试验阳性基础上，用补体溶血试验测定免疫血清的效价。

（1）取 10 支小试管，编好号后置于试管架上，按第 1 号管 0.5ml，第 2 号管 0.75ml，第 3 号管 1ml，第 4 ~9 号管分别 0.25ml 的标准依次加入生理盐水。

（2）用生理盐水先将溶血素稀释 100 倍，再依次向第 1、2、3 号管分别加入稀释了 100 倍的溶血素 0.25ml，即得到 1∶300、1∶400、1∶500 稀释的溶血素，然后再按 1→4→7；2→5→8；3→6→9 的组合方式进行倍比稀释，使第 4 至 9 号管中溶血素的稀释度依次为 1∶600、1∶800、1∶1000、1∶1200、1∶1600 和 1∶2000。

（3）将新鲜豚鼠血清用生理盐水按 1∶30 比例稀释备用。

（4）另外再取 10 支试管并编号，按表 2 -1 顺序依次加入各成分，第 10 号管为绵羊红细胞对照管。

表 2 -1　溶血素效价测定方案

试管编号	1	2	3	4	5	6	7	8	9	10
生理盐水（ml）	1 ~9 号管加入 0.25，10 号管加入 0.5									
1% SRBC（ml）	每管加入 0.25									
溶血素（0.25ml）	1∶300	1∶400	1∶500	1∶600	1∶800	1∶1000	1∶1200	1∶1600	1∶2000	0
	充分混匀，静置 15 分钟									
1∶30 稀释补体（ml）	每管加入 0.25									
	充分混匀，37℃水浴箱静置 30 分钟									
	结果观察									

【结果判定】

1. 特异性鉴定　生理盐水侧 SRBC 均匀浑浊，免疫血清侧 SRBC 凝聚成团，出现小颗粒，即为凝集试验阳性。

2. 效价鉴定　观察溶血现象，以呈现完全溶血的血清最高稀释度为溶血素效价。

【注意事项】

1. 本实验所用补体应采用豚鼠新鲜血清。

2. 待检溶血素应事先进行补体灭活处理。

3. 补体性质极不稳定，易受实验器材洁净度，反应时间、温度、电解质及 pH 等因素影响，所以需对实验条件和各个环节加以严格控制。

【方法评价】

直接凝集法鉴定溶血素效价，操作简便，但敏感性较低；补体溶血试验鉴定溶血素效价，特异性和敏感性较高，可定量测定，但操作相对繁琐，同时由于补体活性不稳定易影响实验结果。

【思考题】

1. 如何利用绵羊红细胞与相应抗体（溶血素）组成的指示系统，通过补体结合试验检测未知抗体或抗原?

2. 为何用新鲜豚鼠血清作为补体的来源?

（刘荣静）

扫码“学一学”

实验三　IgG 类多克隆抗体的纯化

从免疫动物的血清中获得的多克隆抗体是成分复杂的混合物，除含有针对目标抗原的特异性抗体外，还含有非特异性抗体和其他血清成分免疫血清，对其进一步纯化是开展标记免疫测定的必要途径。抗体的纯化方法主要有盐析法、凝胶过滤法、离子交换层析法、亲和层析法等。本实验介绍盐析法和亲和层析法分离纯化兔抗绵羊红细胞 IgG。

一、盐析法

【实验原理】

高浓度硫酸铵盐在蛋白质溶液中，一方面与蛋白质争夺水分子，破坏蛋白质胶体颗粒表面的水膜；另一方面又大量中和蛋白质颗粒上的电荷，从而使水中蛋白质颗粒积聚而沉淀析出。不同的蛋白质可用不同浓度的硫酸铵沉淀，先用50%饱和硫酸铵沉淀除去白蛋白，再经两次33%饱和硫酸铵沉淀即可获取大部分 IgG。

【主要试剂与器材】

1. 兔抗绵羊红细胞免疫血清、灭菌生理盐水、0.02mol/L PBS 缓冲液（pH 7.4）。

2. 饱和硫酸铵。取硫酸铵 400g，加入蒸馏水 500ml，加热 50～60℃，充分搅拌 10 分钟，趁热过滤，冷却后以浓氨水调 pH 至 7.2。

3. 纳氏试剂。HgI 11.5g，KI 8g，加蒸馏水至 50ml，搅拌溶解后，加入 20% NaOH 50ml。

4. 紫外分光光度计、磁力搅拌器、低温离心机、吸管、滴管、试管、透析袋等。

【操作方法】

1. 取免疫血清 10ml 加入等体积生理盐水混匀，置磁力搅拌器上，逐滴加入饱和硫酸铵 20ml，至50%饱和度。室温静置 30 分钟或置 4℃冰箱过夜。

2. 4℃ 10 000 转/分离心 15 分钟，弃去上清液（含白蛋白），沉淀物（主要是 γ－球蛋白）溶于 20ml 生理盐水中。

3. 于上述提取物中，搅拌下逐滴加入饱和硫酸铵 10ml，至33%饱和度，静置 30 分钟后4℃ 10 000转/分离心15分钟，弃去上清液。

4. 将沉淀溶于20ml生理盐水中，并重复步骤3。

5. 将沉淀物用2～3ml PBS溶解，转入透析袋中，置入0.02mol/L PBS缓冲液中4℃条件下透析12小时，透析过程重复进行2～3次，直至纳氏试剂测得透析外液无黄色，即无NH_4^+为止。

$$蛋白含量（mg/ml）=（1.45 \times A_{280nm} - 0.74 \times A_{260nm}）\times 样品稀释倍数$$

6. 蛋白含量测定。取少量透析袋内样品做适当稀释后，用紫外分光光度计测定蛋白含量，其余分装后置-20℃冰箱保存备用。

【结果判定】

该方法可将抗绵羊红细胞免疫血清中大部分IgG类抗体粗提出来，对其活性和效价的鉴定可参考本单元实验二，对其纯度的鉴定则可用蛋白质电泳法检测。

【注意事项】

1. 盐析时若溶液内蛋白质浓度过高，可引起非目的蛋白质的共沉淀效应，故通常将免疫血清用生理盐水倍比稀释后再进行盐析纯化。

2. 加饱和硫酸铵溶液时，一定要边搅拌边逐滴加入，以减少其他非目的蛋白质的共沉。

3. 盐析后一般需至少放置30分钟，待沉淀完全后再进行离心，过早离心将会影响抗体的纯化效率。

4. 硫酸铵盐析一般需经三次沉淀方可提取大部分IgG，但硫酸铵中含有氮，会干扰抗体浓度测定，需透析去除。

【方法评价】

盐析法主要用于对免疫球蛋白进行初步提取，硫酸铵是盐析法中最常使用的中性盐，其溶解度高、受温度影响小、不易引起蛋白质变性，但是整个过程相对耗时，获得的免疫球蛋白为IgG类粗制品，可用于一般实验，如ELISA和抗体封闭试验。但若要对其进行化学标记如荧光素和生物素标记，则还需进一步采用凝胶过滤、离子交换层析或亲和层析等方法纯化。

【思考题】

1. 高浓度硫酸铵盐在提取IgG中的作用是什么？

2. 影响盐析法纯化抗体效率的主要因素有哪些？

二、亲和层析法

【实验原理】

利用葡萄球菌A蛋白（SPA）可与多种哺乳动物IgG分子Fc段结合的能力，将SPA交联琼脂糖（Sepharose）4B制成亲和层析柱，当抗绵羊红细胞免疫血清或其粗提物通过层析柱时，IgG可通过Fc段与柱上的SPA结合，其他蛋白成分不能与之结合而被洗脱除去。然后通过改变洗脱液的离子强度或pH，使已结合到层析柱上的IgG与SPA发生解离而洗脱下来，即可达到纯化的目的。

【主要试剂与器材】

1. 免抗绵羊红细胞免疫血清、灭菌生理盐水。

2. 水化的 SPA-Sepharose CL-4B、0.1 mol/L PBS 缓冲液（pH 8.0、pH 7.4）、0.1 mol/L 枸橼酸缓冲液（ pH 6.0、pH 4.0、pH 3.0）、3mol/L 硫氰酸钾溶液（过滤后使用）。

3. 1.5×10cm 层析柱、紫外分光光度计/紫外分光光度检测仪。

【操作方法】

1. 浸泡凝胶 用0.1 mol/L pH 8.0 PBS 缓冲液浸泡 SPA-Sepharose CL-4B 凝胶，15 分钟。按 1g 干胶 200ml 上述缓冲液充分洗涤凝胶（用玻璃漏斗过滤或置烧杯中洗涤）。

2. 准备样品 抗血清 10 000 转/分离心 10 分钟后，上清通过 0.22μm 滤膜过滤除去杂质，滤液用 10 倍体积的 PBS（pH 8.0）稀释。

3. 装柱 向柱内加入 1/2 体积的 0.1mol/L PBS 缓冲液（pH 8.0），然后将处理好的凝胶悬液缓缓地匀速加到柱内，以 pH 8.0 的 PBS 缓冲液平衡，层析柱出水口一端与紫外分光光度检测仪连接。

4. 上样 一般按每克湿胶加 25～30mg 样品的比例上样，室温作用 15～30 分钟后，用 pH 8.0 的 PBS 缓冲液充分洗脱，直至洗脱液 A_{280nm} 值低于 0.02 为止（有条件的实验室可以用蠕动泵上样）。

5. 洗脱 分别用 pH 6.0、4.0、3.0 的枸橼酸缓冲液洗脱层析柱，并分别收集各洗脱条件下高紫外吸收峰值出现时的洗脱液。

6. 透析 用 2～3 倍柱床体积的 3mol/L 硫氰酸钾溶液清洗层析柱后，PBS 缓冲液（pH 7.4）重新平衡层析柱，4℃储存备用。将含抗体成分的洗脱液用 1L PBS（pH 7.4），4℃条件下透析 12 小时，反复 2～3 次。

7. 抗体含量测定 取少量透析袋内样品做适当稀释后，用紫外分光光度计测定蛋白含量，其余分装后置 -20℃冰箱保存备用。

$$蛋白含量（mg/ml）=（1.45 \times A_{280nm} - 0.74 \times A_{260nm}）\times 样品稀释倍数$$

【结果判定】

本实验可特异性收集抗绵羊红细胞免疫血清中 IgG 类抗体，对其活性和效价的鉴定可参考本单元实验二，对其纯度的鉴定则可考虑用蛋白质电泳法检测。

【注意事项】

1. SPA-Sepharose CL-4B 凝胶价格较高，可反复使用 10～20 次，为提高凝胶的使用寿命，样品上样前最好先经过 0.22μm 滤膜过滤，以除去不溶性沉淀物或颗粒物质，再生后凝胶应 4℃低温保存，不可冰冻，同时应注意防腐。

2. 装柱时应注意防止柱床中产生气泡及断层，这些将影响 SPA 的结合效率及洗脱液的洗脱效果。

3. 为防止洗脱液过低的 pH 影响 IgG 抗体活性，可及时调整含有抗体的洗脱液 pH，另外也可以考虑用高离子强度的 PBS 缓冲液或者 3mol/L 的硫氰酸钾溶液将结合在 SPA 上的 IgG 抗体洗脱下来。

【方法评价】

SPA-Sepharose 亲和层析法能够快速获得高纯度的 IgG 抗体，满足于后续标记免疫技术需要，但是由于洗脱液 pH 偏低，有可能会对抗体的活性造成一定影响。

【思考题】

1. 亲和层析法纯化 IgG 的原理是什么？

2. 以鸡卵黄蛋白为免疫原，试设计制备、纯化抗鸡卵黄蛋白免疫血清的方案。

（刘荣静）

扫码"学一学"

实验四　单克隆抗体的制备

单克隆抗体（monoclonal antibody，mAb）是机体在抗原刺激下由一个 B 细胞杂交瘤克隆产生的针对单一抗原表位、结构均一的抗体。mAb 具有特异性强、纯度高、生物活性单一等优点。本实验介绍可溶性抗原甲胎蛋白（alpha－fetoprotein，AFP）鼠源 McAb 的制备方法。

【实验原理】

利用聚乙二醇作为细胞融合剂，使免疫小鼠的脾细胞与具有在体外不断增殖能力的小鼠骨髓瘤细胞融合，在含有次黄嘌呤（hypoxanthine，H）、氨基蝶呤（aminopterin，A）和胸腺嘧啶核苷（thymidine，T）的 HAT 培养液的作用下，只有融合成功的杂交瘤细胞生长。经过反复筛选和克隆化培养，最终获得既能产生所需特异性的抗体、又能在体外不断繁殖的杂交瘤细胞。将这种杂交瘤细胞扩大培养收集上清液，或接种于小鼠腹腔后收集腹水，均可得到单克隆抗体。

【主要试剂与器材】

1. 实验动物 BALB/c 小鼠，鼠龄 6～8 周。

2. 骨髓瘤细胞系 Sp2/0 细胞。

3. RPMI－1640 培养液　按商品试剂说明书配制。

4. 胎牛血清（FCS）。

5. HAT 培养液　按说明书配制为 50×储存液，使用时用 RPMI－1640 培养液稀释为工作液，另加入 20%（V/V）FCS。

6. 次黄嘌呤胸腺嘧啶核苷（HT）培养液　按说明书配制为 50×储存液，使用时用 RPMI－1640 培养液稀释为工作液，另加入 20%（V/V）FCS。

7. 融合剂　聚乙二醇 1500（PEG 1500）。

8. 抗原　纯化的 AFP。

9. 福氏完全佐剂和福氏不完全佐剂、降植烷（pristane）、AFP 包被的 96 孔酶标反应板、HRP 标记的羊抗鼠 IgG 抗体、ELISA 底物液（含有邻苯二胺和 H_2O_2）和终止液。

10. 仪器设备　CO_2 培养箱、96 孔细胞培养板、24 孔细胞培养板，倒置生物显微镜、注射器、剪刀、200 目钢网等。

【操作方法】

1. 小鼠免疫　免疫方案与多克隆抗体制备时动物免疫方案基本相同。首次用福氏完全佐剂与 AFP 乳化后腹腔和皮内多点注射，100μg/只；2 周后，用福氏不完全佐剂与抗原乳化后腹腔和皮内多点注射，100μg/只；2 周后断尾采血测抗体效价，选择抗体效价高的 BALB/c 小鼠用于融合。融合前 3 天，以不加佐剂的抗原通过腹腔加强免疫注射 1 次，100μg/只。末次免疫后 3～4 天，分离脾细胞。

2. 细胞融合

（1）制备饲养细胞　①BALB/c 小鼠颈椎脱臼处死，浸泡于 75% 酒精内 3～5 分钟；

②用无菌剪刀剪开小鼠腹部皮肤，暴露腹膜；③将 5～6ml 预冷的 RPMI－1640 培养液注入腹腔，反复抽吸吹打腹腔，吸出冲洗液，放入 10ml 离心管，1500 转/分离心 10 分钟，弃上清；将沉淀用约 10ml 的新鲜 RPMI－1640 培养液悬浮，1500 转/分离心 10 分钟，弃上清；④沉淀以 HAT 选择培养液调整细胞数至 1×10^5/ml，加入 96 孔细胞培养板，100μl/孔，置于 CO_2 培养箱培养。

（2）准备骨髓瘤细胞　取培养的对数生长期骨髓瘤细胞，1500 转/分离心 10 分钟。沉淀用 RPMI－1640 培养液洗涤 2 次，调整细胞浓度为 1×10^7/ml 备用。

（3）制备免疫脾细胞　①颈椎脱臼处死小鼠并放于 75% 乙醇中浸泡消毒，无菌条件下取出脾脏，并用 RPMI－1640 培养液轻轻洗去组织外的血液；②将脾脏放入 200 目钢网中，用注射器针芯研磨，制成脾细胞悬液，用吸管将细胞悬液移入 10ml 离心管中；③将离心管直立，放置 3～5 分钟，使大块的结缔组织下沉。将细胞悬液移入 10ml 离心管中，加入 RPMI－1640 不完全培养基至 10ml，1500 转/分离心 10 分钟，弃上清；④沉淀用约 10ml 的新鲜 RPMI-1640 培养液再悬浮，重复步骤③；⑤台盼蓝染色计算活细胞数，以高于 80% 为合格，用 RPMI–1640 培养液调整为 1×10^7/ml 的脾细胞悬液。

（4）融合细胞　①将骨髓瘤细胞与脾细胞按 1∶10 比例混合（按每只小鼠获取的脾细胞数，计算所需要的骨髓瘤细胞），在 50ml 离心管内用 RPMI－1640 培养液洗涤 2 次，1500 转/分离心 10 分钟，弃上清，留取 0.1ml，轻轻弹击离心管底，使细胞沉淀混合成糊状；②60 秒内加入 37℃ 预热的 1.0ml PEG，边加液边旋转试管，作用 90 秒后用 1ml 吸管将细胞悬液轻轻吹入离心管，立即加入 37℃ 预热的 RPMI－1640 培养液 1ml，然后 2 分钟内加入 5ml，接着在 5 分钟内加入 15ml，继续边摇动边加入培养液（总体积为 50ml）以终止 PEG 作用，1000 转/分离心 5 分钟；③弃上清，用含 200% 小牛血清 HAT 培养液重悬；④将融合后细胞悬液加入含有饲养细胞的 96 孔细胞培养板（每孔 100μl），37℃、5% CO_2 培养箱中培养。

3. 选择杂交瘤细胞及抗体检测　①HAT 选择杂交瘤细胞：每日观察细胞克隆生长情况。在用 HAT 培养液培养 1～2 天内，将有大量瘤细胞死亡，3～4 天后瘤细胞消失，杂交细胞形成小集落。HAT 培养液维持 7～10 天后应换用 HT 培养液，再维持 2 周，改用一般培养液。在选择培养期间，一般每 2～3 天换 1/2 培养液。当杂交瘤细胞布满孔底 1/10 面积时，即可开始检测特异性抗体，筛选出所需要的杂交瘤细胞系；②抗体的检测：吸取杂交瘤细胞上清，用 PBS 稀释后，采用 ELISA 检测抗体分泌。将稀释的培养上清加入 AFP 包被 96 孔酶标反应板，37℃ 反应 1 小时；PBS 洗涤 3 次，加入 HRP 标记的羊抗鼠 IgG，37℃ 反应 1 小时；PBS 洗涤 3 次后加入 ELISA 底物液反应 30 分钟，加入终止液。检测 495nm 的吸光度值（A 值）。以 A 值≥0.2 为阳性，即被检测孔内含有分泌抗 AFP 的杂交瘤细胞。

4. 抗体阳性孔杂交瘤克隆化

常用的是有限稀释法：①克隆前 1 天制备饲养细胞层（同细胞融合）；②将要克隆的杂交瘤细胞从培养孔内轻轻吹开，计数；③调整细胞为 3～10 个细胞/ml；④取前一天准备的含饲养细胞层的 96 孔细胞培养板，每孔加入稀释的细胞悬液 100μl。孵育于 37℃ 5% CO_2 培养箱中；⑤在第 7 天换液，以后每 2～3 天换液 1 次；⑥8～9 天可见细胞克隆形成，及时检测抗体活性。⑦将阳性孔的细胞移至 24 孔细胞培养板中扩大培养并应尽快冻存。

5. 单克隆抗体的制备　大量制备单克隆抗体的方法主要有两种。

（1）体外大量培养杂交瘤细胞，从上清液中获取单克隆抗体。此方法产量低，一般培养液内抗体含量为 10～60μg/ml，如果大量生产，费用较高。

（2）体内接种杂交瘤细胞，制备腹水或血清。①实体瘤法：对数生长期的杂交瘤细胞按（1～3）$\times10^7$/ml 接种于小鼠背部皮下，每处注射 0.2ml，共 2～4 点。待肿瘤达到一定大小后（一般 10～20 天）则可采血，血清单克隆抗体的含量可达到 1～10mg/ml，但采血量有限；②腹水的制备：先腹腔注射 0.5ml 降植烷（或液体石蜡）于 BALB/c 鼠；1～2 周再腹腔注射 1×10^6 个杂交瘤细胞。接种细胞 7～10 天后可产生腹水，密切观察动物的健康状况与腹水征象，待腹水尽可能多，小鼠濒于死亡之前处死小鼠，用滴管将腹水吸人试管中，一般一只小鼠可获 5～10ml 腹水，腹水中单克隆抗体含量可达到 5～10mg/ml。

6. 单克隆抗体的鉴定

（1）抗体特异性的鉴定　除用免疫原（抗原）进行抗体的检测外，还应该用与其抗原成分相关的其他抗原进行交叉试验，方法可用 ELISA、IFA 法。

（2）效价测定　可以采用 ELISA 法。

（3）McAb 的 Ig 类与亚类的鉴定　一般在用酶标或荧光素标记的第二抗体进行筛选时已经基本上确定了抗体的 Ig 类型。如果用的是酶标或荧光素标记的兔抗鼠 IgG 或 IgM，则检测出来的抗体一般是 IgG 类或 IgM 类。至于亚类则需要用标准抗亚类血清系统作双扩或夹心 ELISA 确定。

（4）McAb 识别抗原表位的鉴定　采用竞争结合试验测定相加指数的方法，测定 McAb 所识别抗原位点，以确定 McAb 的识别的表位是否相同。

（5）亲和力的鉴定　用 ELISA 或 RIA 竞争结合试验确定 McAb 与相应抗原结合的亲和力。

（6）其他　McAb 的相对分子质量以及杂交瘤细胞染色体测定等，可根据需要选择测定。

7. 单克隆抗体的纯化　方法参考本单元实验三。

【结果判定】

mAb 应是一个 B 细胞杂交瘤克隆产生的针对单一抗原表位、特异性强、纯度高的抗体。

【方法评价】

作为临床检验诊断试剂，mAb 具有特异性强、纯度高、均一性好等优点，缺点是制备 mAb 技术复杂、周期长。

【临床应用】

mAb 广泛应用于标记免疫技术、流式细胞术、蛋白芯片技术等。mAb 在病原微生物诊断、肿瘤标志物检测、免疫细胞及其亚群分析、细胞因子和激素测定等方面应用广泛，也可用于免疫治疗。

【思考题】

1. HAT 选择培养基如何实现对杂交瘤的选择？
2. 举例说明单克隆抗体的临床应用。

扫码“练一练”

（刘荣静）

第二单元　非标记免疫技术

抗原抗体反应具有高度特异性，因此可以利用已知抗体检测未知抗原，或用已知抗原检测未知抗体，从而以此诊断或辅助诊断疾病。用于临床免疫检验的抗原抗体反应可分为非标记免疫技术和标记免疫技术，非标记免疫技术又根据抗原和抗体的性质、参与反应的成分、抗原抗体反应出现的现象和结果等，分为凝集试验、沉淀试验、补体参与的试验。

实验五　直接凝集试验

扫码“学一学”

扫码“看一看”

颗粒性抗原（红细胞、细菌等）在适当电解质参与下，直接与相应抗体结合而出现肉眼可见的凝集现象，称为直接凝集试验。临床上常用的 ABO 血型鉴定及肥达试验（Widal test）均属于直接凝集试验。本实验以 ABO 血型鉴定、肥达试验为例介绍直接凝集试验。

一、ABO 血型鉴定

人的 ABO 血型抗原有 A 抗原和 B 抗原，A 型血红细胞表面有 A 抗原，B 型血红细胞表面有 B 抗原，AB 型血红细胞表面有 A、B 两种抗原，O 型血红细胞则无这两种抗原。直接凝集试验用于人 ABO 血型鉴定，根据操作方法的不同，分为玻片凝集法、试管法、全自动微板法和微柱凝胶法。本实验以玻片凝集法为例。

【实验原理】

将待检测的血液分别加入已知含有标准抗 A 或抗 B 的抗血清（血型抗体），观察待检血液的红细胞是否发生凝集现象，用以判断红细胞表面含何种抗原，由此确定待检血液的血型。

【主要试剂与器材】

1. 待检标本　待检 5% 红细胞悬液。
2. 标准抗血清（已知抗体）　抗 A、抗 B 分型血清。
3. 生理盐水。
4. 载玻片、小试管、一次性采血针、75% 乙醇、吸管、消毒棉球、记号笔、消毒缸、显微镜等。

【操作方法】

1. 配制待检 5% 红细胞悬液　用酒精棉球消毒受试者无名指指尖，待酒精干后用无菌采血针刺破皮肤，用吸管吸取血 1 滴，加入 0.5ml 生理盐水中迅速混匀（约为 5% 红细胞悬液），立即用无菌干棉球压迫止血。

2. ABO 血型鉴定（正定型玻片法）

（1）标记玻片　取干燥、清洁载玻片 1 张，用记号笔划分为 2 等份，在每格的左上角标明抗 A、抗 B。

（2）加标准血清　分别取抗 A 和抗 B 分型血清各 1 滴，滴于相应标记区内。

（3）加待检红细胞悬液　于上述抗血清小格内分别滴加待检 5% 红细胞悬液各 1 滴。

（4）混匀　分别用竹签搅拌或不断轻轻晃动载玻片，使血清与红细胞充分混匀，连续 1～5 分钟，室温（18～25℃）静置数分钟。

（5）观察结果　白色背景下观察有无凝集现象，如肉眼观察不清，可将载玻片置于低倍显微镜下观察。

【结果判定】

1. 结果观察　将载玻片用肉眼或低倍镜观察有无红细胞凝集，若抗原抗体对应则出现凝集块，为阳性；若两者不对应则不出现凝集块，为阴性。

2. 判断标准

（1）阳性　液体清亮，底部出现大小不等的红细胞凝集块。

（2）阴性　液体仍然混浊，红细胞呈均匀分布，无凝集块出现。

3. ABO 血型判断（表 5－1）

表 5－1　ABO 血型正定型结果判定

受检者血型	标准血清 + 受检者红细胞	
	抗 A	抗 B
A 型	+	－
B 型	－	+
O 型	－	－
AB 型	+	+

注："＋"表示凝集；"－"表示不凝集。

4. 报告方式　正定型（玻片法）：X 型。

【注意事项】

1. 采血部位以无名指为宜，一般不在耳垂取血，应避免在炎症、水肿、冻疮等部位采血。

2. 采血按无菌技术操作，防止感染，一人一针一管，避免交叉感染。皮肤消毒后，须待酒精挥发后采血，避免血细胞被乙醇破坏，且酒精未干血液会四处扩散，不易成滴。

3. 标准血清必须在有效期内使用，避免细菌污染，放置冰箱保存，使用前平衡至室温（18～25℃）。

4. 试管、滴管、玻片等必须清洁干燥，防止溶血。

5. 取两种抗血清的吸管不可混用，混匀抗血清与红细胞时，不同格内液体不可混和，混匀时勿混用竹签。

6. 反应时间不得少于 10 分钟，以免较弱的凝集不易出现，造成假阴性。

二、肥达试验

人感染伤寒或副伤寒沙门菌后，1～2 周后血清中可产生抗菌体（O）抗原和鞭毛（H）抗原的抗体。通过肥达试验检测患者血清伤寒沙门菌 O 抗体及 H 抗体的效价，从而为临床诊断伤寒和副伤寒病菌感染提供辅助诊断依据。

【实验原理】

肥达试验属于直接凝集试验。将已知伤寒（或副伤寒）沙门菌O或H抗原诊断菌液定量地与一系列倍比稀释的待检血清等量混合，静置一定时间之后，根据各管凝集程度，判断待检血清中有无相应抗体及抗体的效价。

【主要试剂与器材】

1. 待检血清　用生理盐水1∶10稀释。

2. 诊断菌液（已知抗原）　伤寒沙门菌O抗原或H抗原诊断菌液，10亿/毫升。

3. 阳性对照血清　已知伤寒沙门菌O抗原或H抗原诊断血清。

4. 生理盐水。

5. 试管、1ml吸管、5ml吸管、试管架、水浴箱等。

【操作方法】

1. 试管准备　取8支小试管排列于试管架上，标明编号。

2. 待检血清倍比稀释　每支试管中加生理盐水0.5ml。取1∶10稀释的待检血清0.5ml加入第1管，混匀后取0.5ml加入第2管，混匀再取0.5ml加入第3管，同法依次稀释到第7管，混匀后从第7管中取0.5ml弃去。第8管中为0.5ml生理盐水作对照。至此，第1至7管中血清的稀释度依次为1∶20、1∶40、1∶80、1∶160、1∶320、1∶640、1∶1280。

3. 加诊断菌液　每管加诊断菌液0.5ml。此时，各管血清因加入等量的诊断菌液又被稀释1倍，第1至第7管血清最终稀释度为1∶40～1∶2560（表5－2）。

表5－2　肥达试验方法（试管法）单位：ml

管号	1	2	3	4	5	6	7	8
生理盐水（ml）	0.5	0.5	0.5	0.5	0.5	0.5	0.5	0.5
稀释血清（ml）	0.5 →	0.5 →	0.5 →	0.5 →	0.5 →	0.5 →	0.5 →	弃0.5
诊断菌液（ml）	0.5	0.5	0.5	0.5	0.5	0.5	0.5	0.5
血清终稀释度	1∶40	1∶80	1∶160	1∶320	1∶640	1∶1280	1∶2560	对照

4. 孵育　各管摇匀后置室温或37℃18～24小时，观察结果。

5. 结果观察　取出试管架，不要振荡，先观察第8管，应不发生凝集，再依次观察各试验管凝集情况。手持试管对光观察试管内液体混浊度及管底凝集物，然后再轻轻晃动试管使凝集块从管底浮起，最后根据上清液的透明度和凝集块的大小，判定反应强度，记录结果。

【结果判定】

1. 凝集现象　“O”凝集呈颗粒状，以较坚实凝集片沉于管底，轻摇试管不易浮起，且不易散开；“H”凝集呈絮状，以松散大团沉于管底，轻摇试管即浮起，且极易散开。

2. 凝集强度　以＋＋＋＋、＋＋＋、＋＋、＋、－等符号表示。

＋＋＋＋：上清液完全透明，细菌全部凝集成块，沉于管底。

＋＋＋：上清液透明度达75%，大部分细菌凝集成块，沉于管底。

＋＋：上清液透明度达50%，约50%细菌凝集成块，沉于管底。

＋：上清液混浊，透明度仅达25%，仅小部分细菌凝集成块，沉于管底。

－：液体均匀混浊，无凝集块形成。若静置时间较长，部分细菌沉于管底聚成圆点状，边缘整齐，轻轻摇动后细菌分散呈云雾状升起，很快呈均匀混浊。

3. 凝集效价　一般以出现“＋＋”凝集的血清最高稀释度作为该血清抗体的凝集效价。

4. 参考区间　一般认为未经预防接种，具有诊断意义的凝集效价是：O＞1∶80、H＞1∶160，若取双份血清，效价4倍以上增高更具有诊断意义。

【注意事项】

1. 血清稀释应准确加量，避免跳管。
2. 试验用小试管应为相同规格。
3. 过期试剂不得使用，不同批次试剂不得混用。
4. 加诊断菌液时，应从对照管开始由后向前加入，避免影响稀释血清的浓度。
5. 观察结果时切勿先振荡试管，以免破坏试管内上清液的透明度和凝集块的大小与性状，影响结果判定。
6. 电解质浓度和pH不适当等因素可引起抗原的非特异性凝集，故应先观察对照管，如出现非特异性凝集，则本试验无效。

【方法评价】

直接凝集试验操作方法简单，结果易观察，无需特殊仪器，尤其适合基层实验室。

【临床应用】

1. 定性判断　根据凝集现象出现与否判断抗原和抗体是否对应，鉴定抗原或抗体，如血型鉴定、细菌鉴定和分型等。

2. 半定量检测　将血清标本做系列倍比稀释后，与已知颗粒性抗原进行反应，常用于测定患者血清中有无针对某种病原体的特异性抗体及其效价，辅助诊断疾病或进行流行病学调查，如：肥达反应、外斐反应、瑞特反应等。也常用于输血前供、受者红细胞和血浆的交叉配血。

【思考题】

1. 玻片法血型鉴定中，若红细胞悬液浓度过高或过低会对实验结果有何影响？
2. 可能引起凝集试验出现非特异性凝集的因素有哪些？

（冯琳琳　蒋红梅）

扫码“学一学”

实验六　间接凝集试验

扫码“看一看”

将可溶性抗原（或抗体）先吸附于一种与免疫无关的、适当大小的颗粒性载体表面，然后与相应抗体（或抗原）作用，在适当条件下出现特异性的凝集现象，称为间接凝集试验，也称被动凝集试验。现以胶乳凝集试验检测类风湿因子为例介绍间接凝集试验。

【实验原理】

类风湿关节炎患者可产生抗自身变性IgG的抗体，即类风湿因子（rheumatoid，RF），RF具有与人变性IgG结合的能力。将人变性IgG和聚苯乙烯胶乳颗粒表面结合，制成致敏颗粒，与患者血清反应。根据胶乳凝集现象判断血清中是否含有RF。

【主要试剂与器材】

1. 类风湿胶乳诊断试剂（已知抗原） 人变性 IgG 致敏胶乳颗粒。

2. 待检血清。

3. 类风湿因子阳性对照血清、阴性对照血清。

4. 生理盐水。

5. 黑色反应板、微量加样器等。

【操作方法】

1. 试剂从冰箱取出后平衡至室温（18～25℃），轻轻混匀胶乳试剂。

2. 56℃ 30 分钟灭活待检血清。

3. 定性试验

（1）在反应板格上做好标记，设 3 格，分别加稀释待检血清 20μl、阳性和阴性对照血清各 1 滴（约 50μl）。

（2）分别向 3 格内加类风湿胶乳诊断试剂各 1 滴，充分混匀，2 分钟后观察结果。

4. 半定量试验

（1）待检血清倍比稀释 定性试验结果为阳性时，取 4 支小试管分别加生理盐水 100μl，在第 1 管中加入待检血清 100μl，混匀后取 100μl 加入第 2 管，混匀后取 100μl 加入第 3 管，如此稀释至第 4 管，各管稀释比例依次为 1∶2、1∶4、1∶8、1∶16。

（2）加待检血清 取反应板 6 格，分别加入不同稀释度的血清各 20μl，阴性对照血清 1 滴，阳性对照血清 1 滴。

（3）加胶乳试剂 6 格中分别加入胶乳试剂 1 滴，混匀，2 分钟后观察结果。

【结果判定】

1. 定性试验

阳性对照（≥20U/ml）：胶乳颗粒凝集且液体澄清。

阴性对照（<20U/ml）：胶乳颗粒不凝集仍为白色均匀悬液。

待检血清结果判读：与对照比较，出现凝集为 RF 阳性，不出现凝集为 RF 阴性。

2. 半定量试验 凝集效价：以出现明显凝集的血清最高稀释度为 RF 效价。

3. 参考区间 正常人血清 RF：阴性（<20U/ml）。

【注意事项】

1. 血清标本应新鲜，贮存于 2～8℃ 48 小时内使用，时间过长须置 −20℃保存。

2. 待测标本不得使用血浆。

3. 搅拌用的竹签等勿混用，以免出错。

4. 滴加各种试剂时，应尽量保证液滴大小一致。

5. 若阴性对照、阳性对照结果出现异常，则实验无效。

6. 试剂保存在 4℃，切勿冻存，不同批次试剂不得混用。

7. 用胶乳凝集试验只能检测 RF 的 IgM 类。

【方法评价】

间接凝集试验操作简便、快速，无需特殊仪器设备，因此在临床检验中应用广泛。

【临床应用】

间接凝集试验既能检测可溶性抗原，也能检测抗体。常用于检测针对细菌、病毒、螺旋体、寄生虫等病原体的抗体；某些自身抗体如类风湿因子、抗核抗体；或变应原抗体如青霉素抗体、某些花粉抗体等。

【思考题】

1. 间接凝集试验中载体起何作用？

2. 简述胶乳凝集试验检测 RF 的原理。

（冯琳琳　蒋红梅）

实验七　抗球蛋白试验

扫码“学一学”

抗球蛋白试验又称 Coombs 试验，是检测抗红细胞不完全抗体的一种经典方法。不完全抗体多是 IgG 型抗体，体积小，长度短，只能与单一红细胞的抗原决定簇结合，一般不出现可见的凝集反应。不完全抗体与抗原结合后常携带补体 C3 活化分解片段。利用形成的免疫复合物免疫动物可获得抗球蛋白抗体（抗球蛋白试剂）。抗球蛋白抗体作为第二抗体起到桥梁的作用，连接与红细胞结合的不完全抗体，使红细胞凝集。根据检测对象不同，抗球蛋白试验可分为直接法和间接法。

一、直接 Coombs 试验

【实验原理】

抗球蛋白试剂可与已结合不完全抗体的红细胞（致敏红细胞）反应，通过桥梁作用使致敏红细胞出现凝集，呈现阳性反应。这种直接检测红细胞上有无不完全抗体的试验称为直接 Coombs 试验。

【主要试剂与器材】

1. 待检样本　待检红细胞悬液（5%）。

2. 抗球蛋白试剂（抗 IgG，C3d）。

3. 生理盐水。

4. 阳性对照细胞悬液　1 份市售抗 Rh（D）（IgG 型）血清（效价≥1∶8）+1 份 Rh（D）阳性 O 型红细胞混匀，37℃水浴 30 分钟，用生理盐水配成 5% 红细胞悬液，当天使用。

5. 阴性对照细胞悬液　正常 O 型红细胞悬液（5%）。

6. 玻璃试管（75mm×12mm）、玻片、记号笔、一次性塑料滴管、显微镜、离心机、试管架、恒温水温箱。

【操作方法】

1. 取 4 支干燥试管，分别标记为待检管、阳性对照管、阴性对照管和盐水对照管。

2. 取 EDTA 抗凝受检者全血，用生理盐水洗涤 3 次（2000 转/分，每次离心 5 分钟），最后一次离心后弃上清，取 1 体积压积红细胞加入 20 体积生理盐水中制备成 5% 红细胞悬液。

3. 取待检者红细胞悬液、阳性对照红细胞悬液、阴性对照红细胞悬液各一滴，分别加入待检管、阳性对照管、阴性对照管中，盐水对照管中加入待检者红细胞悬液1滴。

4. 在待检管、阳性对照管、阴性对照管中各加1滴抗球蛋白试剂，盐水对照管中加入1滴生理盐水。操作程序见表7－1。

表7－1　直接Coombs试验操作程序

	待检管	阴性管	阳性管	盐水对照管
待检者红细胞	1	－	－	1
阴性红细胞悬液	－	1	－	－
阳性红细胞悬液	－	－	1	－
抗球蛋白试剂	1	1	1	－
生理盐水	－	－	－	1

5. 轻轻混匀各试管，1000转/分离心1分钟。

6. 取出试管以一定角度并轻轻摇动，直至呈现均匀的细胞悬液（阴性）或凝集物（阳性）为止。用肉眼或借助光学显微镜观察凝集情况，并按凝集程度进行初步判读结果并记录。若初步判读结果为阴性，则在室温中放置5～10分钟，再离心一次，重新判读结果并记录。

【结果判定】

首先观察阴性对照管、阳性对照管和生理盐水对照管，如果阴性对照管和生理盐水对照管无凝集，阳性对照管有凝集，表明结果可信。再观察待检管有无凝集。

阳性反应：出现红细胞凝集，表示红细胞上有相应不完全抗体存在。

阴性反应：红细胞不凝集，表示红细胞上无相应不完全抗体存在。

【注意事项】

1. 本试验必须设阳性对照、阴性对照和盐水对照，如阳性对照管不凝集，表明抗D血清或抗球蛋白试剂失效，应更换试剂；若阴性对照出现凝集，表明可能由于抗球蛋白试剂含有混杂抗体，或被细菌污染；盐水对照出现凝集，表明可能存在完全抗体或其他原因引起的自凝现象，则本试验失去意义，不能判断结果。

2. 红细胞应充分洗涤，除去吸附的血浆球蛋白，以免中和抗球蛋白而出现假阴性结果。

3. 尽量用37℃的生理盐水，可消除可能存在的冷抗体的影响，消除假阳性。

4. 血液标本要当天检查，因弱抗体置室温下24小时后反应性减弱。

5. 抗凝剂对弱抗体也有抑制作用，因此标本应在短时间内检测。

【方法评价】

1. 抗球蛋白试验以直接抗球蛋白试验最常用。只有阳性对照、阴性对照和盐水对照同时出现预期结果，本试验才有判断价值。

2. 抗球蛋白试剂的特异性和效价对试验影响较大，因此抗球蛋白抗体最好用不同批号混合血清做试验。

3. 本试验操作简单，试剂成本低，临床结果稳定可靠，但检测敏感性低，影响因素多，易造成假阳性或假阴性结果。假阴性见于：①红细胞膜上结合的温抗体IgG分子数小于500；②红细胞未充分洗涤，使悬液内混有血清残存的非温抗体类球蛋白（中和了抗球蛋白）；③某些温抗体与红细胞的亲和力低，脱落入血浆。假阳性见于：①正常人因感染使红细胞被 C3 致敏；②某些疾病（如肾炎、阵发性睡眠性血红蛋白尿等）使体内 C3 水平升高；③红细胞 C3 受体结合循环免疫复合物；④某些抗生素（如头孢菌素）使红细胞非特异性吸附血浆球蛋白。

4. 临床已探索采用流式细胞仪检测红细胞表面不完全抗体相关方法，提高检测敏感性，但仍存在红细胞非特异性抗体结合等因素干扰。

【临床应用】

Coombs 试验直接法在临床上主要用于检查被检者红细胞表面是否结合有不完全抗体，如新生儿溶血症患儿的红细胞被母体不完全抗体致敏；溶血性（血管外）输血反应时，献血者红细胞被受血者体内不完全抗体致敏；以及自身免疫性溶血性贫血患者红细胞被自身抗体致敏等。抗球蛋白试验的检查结果不能用于疾病的确诊，仅能辅助鉴定溶血是否有免疫基础，以及免疫性溶血性贫血的类型。

【思考题】

1. 试述直接 Coombs 试验有哪些临床应用？
2. 直接 Coombs 试验的影响因素有哪些？

二、间接 Coombs 试验

【实验原理】

用已知抗原的红细胞检测待检者血清中游离的不完全抗体，或用已知抗血清检测红细胞上的相应抗原，称为间接 Coombs 试验。37℃条件下如待检血清含有不完全抗体，将其与具有相应抗原表位的红细胞反应，抗原抗体作用可使红细胞致敏，再加抗球蛋白试剂，与红细胞上不完全抗体结合，能够出现肉眼可见的凝集。

【主要试剂与器材】

1. 待检血清（或已知抗体的血清）。
2. 抗球蛋白血清。
3. 5% 已知抗原的红细胞悬液（或 5% 待检红细胞悬液）。
4. 5% Rh（D）阳性红细胞悬液。
5. 抗 Rh（D）血清、AB 血清。
6. 生理盐水。
7. 玻璃试管（75mm × 12mm）、玻片、记号笔、一次性塑料滴管、显微镜、离心机、试管架、恒温水温箱。

【操作方法】

1. 取 3 支干燥试管，分别标记为待检管、阳性对照管、阴性对照管。
2. 取 2 滴待检血清于待检管中，加入 1 滴 5% 已知抗原的红细胞悬液（或待测 5% 红细胞悬液加入已知抗体的血清）。如血清与红细胞能进行特异性抗原抗体反应，则使红细胞致敏。
3. 将其余反应物加入相应试管，操作程序见表 7 – 2。

表 7-2　间接 Coombs 试验操作程序

反应物（滴）	待检管	阳性对照管	阴性对照管
血清（待测或已知）	2	-	-
5% O 型红细胞悬液（待测或已知）	1	-	-
抗 Rh（D）血清	-	2	-
AB 血清	-	-	2
5% Rh（D）阳性红细胞悬液	-	1	1

4. 混匀各管，置 37℃水浴箱中 1 小时后取出，用生理盐水洗涤 3 次（2000 转/分，每次离心 5 分钟），最后分别加入 1 滴生理盐水震荡混匀。

5. 每管加入抗球蛋白试剂 2 滴，混匀，2000 转/分离心 15 秒。

6. 取出试管以一定角度轻轻摇动，直至呈现均匀的细胞悬液（阴性）或凝集物（阳性）为止。

7. 用肉眼或借助光学显微镜观察凝集情况，并按凝集程度进行初步判读结果并记录。若初步判读结果为阴性，则在室温中放置 5～10 分钟，再离心一次，重新判读结果并记录。

【结果判定】

1. 阳性对照管凝集，阴性对照管不凝集，待检管出现凝集则结果为阳性，表示待检血清中含有不完全抗体（或受检红细胞上有相应抗原）。

2. 测定效价。如待检血清中有不完全抗体，可将待检血清用生理盐水作倍比稀释，进行效价测定。

【注意事项】

1. 抗体吸附在相应红细胞上的程度与致敏时间有关。37℃水浴条件下如致敏 1 小时，则血清中 75% 抗体可吸附于红细胞，如致敏 2 小时，则抗体吸附达 95%。如以低离子强度盐水溶液代替生理盐水配制 5% 红细胞悬液，则致敏时间可大大缩短，多数抗体经致敏15～30 分钟即可，但抗 Fy 和抗 Jk 抗体需要较长孵育时间。

2. 如为阴性结果，最好进行再次核实，即在该试管中再加 1 滴抗 Rh（D）致敏红细胞，如结果为阳性，表示试管内抗球蛋白试剂未被消耗，阴性结果可靠。

3. 其余参见直接 Coombs 试验。

【方法评价】

1. 间接 Coombs 试验更为敏感，通过检测血清中有无游离的不完全抗体，间接估计出体内抗红细胞抗体的数量，判断预后。临床上也可用于鉴定自身抗体性质。间接 Coombs 试验的诊断价值不如直接 Coombs 试验，操作程序繁杂、费时，且只能用于部分特殊样本的确证试验，不能用于临床样本的常规检测，在应用上有一定限制。

2. 其余参见直接 Coombs 试验。

【临床意义】

1. 间接 Coombs 试验是用已知抗原的红细胞检查被检者血清中的不完全抗体，也可用已知抗血清测定被检红细胞是否含有相应抗原，在临床上此法可用于血型抗体的检出和鉴定。如为了及早发现和避免新生儿溶血症的发生，检测母体 Rh（D）抗体时，凡用酶法或其他方法检测红细胞为"Rh（D）抗体"阴性，必须用本法加以验证，排除弱 D 型。间接

Coombs 试验亦可对红细胞抗原不相容性输血所产生的血型抗体进行检测。

2. 间接 Coombs 试验除了广泛应用于血液病的检测外，还可采用专一特异性的抗球蛋白血清（如抗 IgG 血清、抗 IgA 或抗 IgM 等）分析结合于红细胞上不完全抗体的免疫球蛋白亚类，进行抗体的检出和鉴定。

【思考题】

1. 什么情况下，间接 Coombs 试验会出现假阳性或假阴性结果？
2. 抗球蛋白试验直接法和间接法有何异同？

（黄建军）

实验八　双向免疫扩散试验

扫码“学一学”

可溶性抗原与抗体在琼脂中各自向对方扩散，在最恰当的比例形成抗原抗体沉淀线的试验称为双向免疫扩散试验，可分为平板法和试管法两种，目前最常用的是平板法。本试验以平板法为例介绍双向免疫扩散试验。

【实验原理】

可溶性抗原与相应抗体在琼脂中相应孔内分别向周围自由扩散并发生特异性结合，在比例适当处形成可见的一条白色沉淀线；如果同时存在多对抗原抗体系统，因其扩散速度不同，可在琼脂中出现多条沉淀线。依据沉淀线的位置、数量、形状以及对比关系，可对抗原或抗体进行定性分析。也可用已知的抗原（或抗体）检测未知的抗体（或抗原），同时，可用不同稀释度的抗原或抗体做检测，用效价反映含量。

【主要试剂与器材】

1. 抗原及相应抗体　抗原为人 IgG，抗体为羊抗人 IgG 免疫血清。
2. 阳性对照血清。
3. 巴比妥缓冲液。
4. 1% 琼脂糖　1g 琼脂糖加 100ml 上述巴比妥缓冲液。
5. 载玻片、打孔器和挑针、下口径 2mm 滴管、加样器、湿盒、记号笔、37℃ 水浴箱、微波炉等。

【操作方法】

1. 制板　将 1% 琼脂糖煮沸或用微波炉加热至溶解，取洁净干燥的载玻片置于水平台上，吸管吸取 5ml 迅速倾至载玻片，制成厚度约 3mm 的琼脂糖凝胶板，室温自然冷却。

2. 打孔　待琼脂凝固后用 3mm 打孔器打孔，孔间距为 3 ~ 5mm。为便于识别加样方向或区分不同组别，可在凝胶边缘打孔或切角标记。

3. 加样　根据实验目的不同，将适当浓度抗原和抗体分别加入不同孔中。如图 8 - 1，共打 7 个孔，中央 1 孔，周围 6 孔。中央孔加适当浓度的抗原，周围 1 ~ 4 孔加入不同浓度免疫血清（1:5、1:10、1:20、1:40），10μl/孔；第 5 孔加入生理盐水作阴性对照，第 6 孔加阳性对照血清。共打 3 个孔，下面 1 个孔加抗体，上面 2 个孔分别加抗原。共打 2 个孔，分别加入待测抗原和抗体。

4. 温育 加样后，将琼脂板平放于加盖湿盒内，37℃温箱孵育，24～48 小时观察结果。

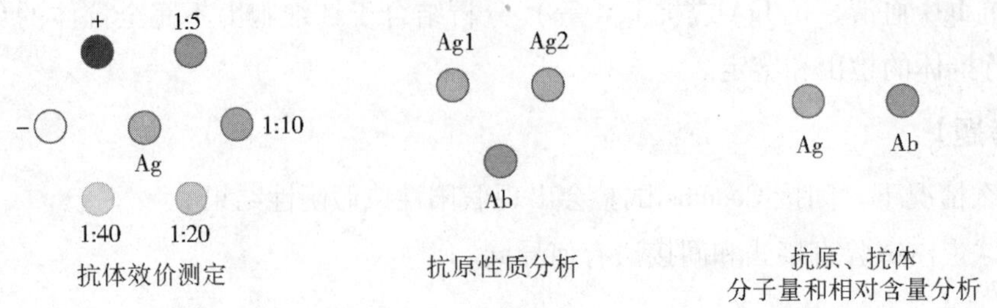

图 8-1 双向免疫扩散试验加样示意图

【结果判定】

观察抗原抗体产生的白色沉淀线数目及特征。本试验中，1 至 3 孔与中央孔之间可出现白色沉淀线，以出现白色沉淀线的最高稀释孔稀释倍数表示该免疫血清的效价（图 8-2）。

如果检测抗原或比较抗原性质差异时，中央孔加标准血清，待测抗原或需比较的抗原置于周围孔。若出现融合性沉淀弧（吻合），表明待检抗原与标准抗原为同种抗原；若融合性沉淀弧出现支线（相切），表明两孔中抗原有相同部分；若两沉淀线独自形成并形成交叉（相交），表明两孔中的抗原完全不同（图 8-3）。

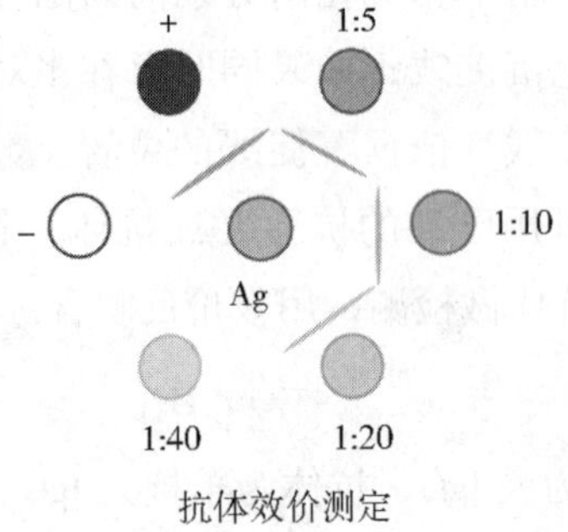

图 8-2 抗原抗体效价测定示意图

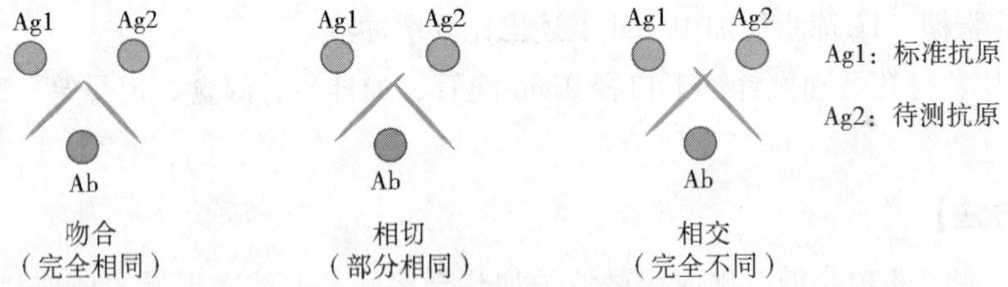

图 8-3 抗原性质分析示意图

【注意事项】

1. 玻片要清洁干燥、边缘整齐。浇制琼脂板时，一次性迅速完成，防止形成气泡或在移液管中凝固。

2. 打孔时要圆整光滑，避免产生裂缝，可用针小心挑出孔内琼脂。

3. 加样时应尽量避免产生气泡或加到孔外，务必使每个孔都既被加满又不使样品溢出孔外。每加一样品都需更换滴管。

4. 温育时间要适宜，时间过长，沉淀线可解离导致假阴性、不出现或不清楚。

5. 37℃扩散后，可置冰箱放置一定时间后观察结果，此时沉淀线更加清晰。

【方法评价】

双向免疫扩散试验的方法简便易行，结果稳定可靠，但敏感度较低，试验所需时间较长，只能定性，不能定量，仅适用于大量普查项目。

【临床应用】

双向免疫扩散试验可根据沉淀线的位置、数量、形状以及对比关系，对抗原或抗体进行定性分析，常用于抗原和抗体分子量分析、抗原性质分析以及抗体效价测定。临床曾用于诊断和分析某些疾病，如检测 AFP、HBsAg 等。

【思考题】

1. 影响双向免疫扩散试验结果的因素有哪些?
2. 试用双向免疫扩散设计一个抗原性质分析的试验。

（方　芳）

实验九　免疫电泳

扫码“学一学”

免疫电泳（immune electrophoresis）是将区带电泳和双向免疫扩散相结合的一种免疫分析技术。该技术既有抗原抗体反应的高特异性，又有电泳分离技术高分辨力的特点，常被用于血清蛋白抗原或抗体成分的分析。

【实验原理】

通过琼脂糖凝胶区带电泳，样品中的蛋白抗原因其分子量、所带电荷及其构型的不同，电泳迁移率各异，被分离成肉眼不可见的若干区带；再在与电泳方向平行的琼脂槽内加入相应抗体，进行双向免疫扩散；分离成区带的各种抗原成分与其对应的抗体在二者比例合适处形成肉眼可见的弧形沉淀线。根据沉淀线的数量、位置和形状，可对样品中所含成分的种类和性质进行判定。

【主要试剂与器材】

1. 待检样品　正常人血清、待测血清。

2. 缓冲液　0.05mol/L pH 8.6 巴比妥。

3. 1%琼脂糖　用 0.05mol/L pH 8.6 巴比妥缓冲液配置，4℃冰箱保存备用。

4. 抗血清　兔抗人全血清。

5. 染料　溴酚蓝。

6. 仪器　电泳仪、电泳槽、温箱。

7. 附件　载玻片、吸管、打孔器、毛细滴管、挖槽刀、湿盒、滤纸、水平台。

【操作方法】

1. 琼脂板制备　将洁净载玻片置于水平台上，用吸管吸取热融的 1% 琼脂糖浇板，厚度 1.5 ~ 1.8mm，待琼脂糖晾凉凝固后打孔开槽（图 9 - 1），中间槽以 2 片间隔 1.5 ~ 2.0mm 的刀片切割，挑去孔内琼脂，槽内琼脂暂不挑出。

2. 加样 患者血清和正常人血清用巴比妥缓冲液1∶2稀释，再用毛细滴管或微量加样器分别加入两个样品孔中（不得外溢）。可在正常人血清中加入微量溴酚蓝染液，使白蛋白着色，以便于观察白蛋白的电泳速度和位置。

3. 区带电泳 以0.05mol/L pH 8.6巴比妥缓冲液为电泳缓冲液，将加样后的琼脂板置于电泳槽上，样品孔靠近阴极端，用缓冲液浸湿的双层滤纸搭桥，以稳定端电压80V进行区带电泳1.5小时，待白蛋白电泳至琼脂板阳极端1.0cm处，终止电泳。

4. 双向免疫扩散 电泳毕，取出琼脂板，挑弃槽内琼脂，用毛细滴管将兔抗人全血清充满槽内（勿外溢）。将琼脂板水平放置于湿盒内，于37℃温箱内孵育24小时后观察结果，或经染色、干燥后保存。

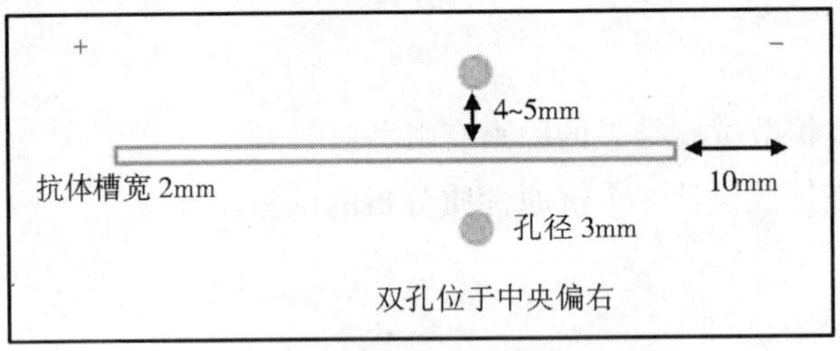

图9－1 免疫电泳琼脂板制备示意图

【结果判定】

根据样品沉淀线的数量、位置和形状，与正常人血清形成的沉淀线比较，对被检样品成分的种类和性质进行分析、鉴定（图9－2）。

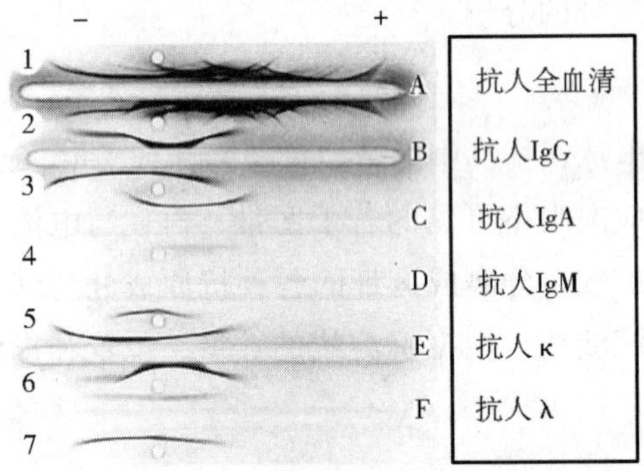

图9－2 免疫电泳结果示意图

【注意事项】

1. 抗体明显过剩，可出现多条同心沉淀弧；抗原明显过剩，可使沉淀弧增宽，边缘不清甚至消失；如样品中抗原浓度高于20g/L，应使用缓冲液将样品稀释后再进行区带电泳和双向免疫扩散。

2. 抗血清最好使用免疫2只以上动物的抗血清混合物，以增加抗血清的抗体谱。

3. 浇制的琼脂板，要求厚度均匀、无气泡。

4. 打孔挖槽时，要求外壁整齐，避免琼脂破裂。

5. 扩散过程中应分别在不同时间进行结果观察，做好记录。因抗原明显过剩时，在最初几个小时内会出现沉淀弧，但随着扩散时间的延长沉淀弧又会消失。

6. 每次电泳后应倒换正、负电极，或将两槽缓冲液混合后再次使用。

【方法评价】

免疫电泳的优点是分辨率高，可鉴定蛋白质类混合抗原物中各种组分的数目和性质。但其分辨率受抗原与抗体的比例、抗血清的抗体谱、缓冲液强度、琼脂质量与浓度和电流电压等多种因素的影响。

【临床应用】

临床上免疫电泳主要用于骨髓瘤抗体的分析诊断，蛋白质类抗原或抗体纯度、性质及其类型的分析和鉴定。

【思考题】

1. 免疫电泳的实质是什么？
2. 免疫电泳如何能对蛋白抗原及抗体成分进行分析？
3. 免疫电泳的注意事项有哪些？

（李　丽）

实验十　免疫固定电泳

扫码“学一学”

免疫固定电泳是将电泳和沉淀反应相结合的一种免疫化学分析技术。免疫固定电泳具有分辨率高、快速的优点。可用于血清各种蛋白的鉴定。本实验以测定 M 蛋白为例介绍免疫固定电泳技术。

【实验原理】

血清蛋白质在琼脂糖凝胶介质上经区带电泳分离，再将固定剂和各类免疫球蛋白（轻链）抗血清加于凝胶表面的泳道上，经孵育，固定剂和抗血清在凝胶内渗透并扩散，若有对应的抗原存在，则在相对应的位置上形成抗原抗体复合物；洗脱游离的抗体；将电泳凝胶经考马斯亮蓝染色后，蛋白质电泳参考道和抗原抗体沉淀区带被着色。根据电泳移动距离及其沉淀着色条带判断单克隆组分的种类及性质。

【主要试剂与器材】

1. 待检标本　M 蛋白血清。
2. 抗血清　抗人 IgG、IgA、IgM、κ 轻链和 λ 轻链的单克隆抗体。（冷藏保存）。
3. 染色液　用 1L 5% 冰醋酸溶解 Acide Violet，放在摇床上混匀 12 小时，过滤后倒入染色桶中备用。
4. 脱色液　用 1L 蒸馏水溶解，常温保存（15 ~ 30℃）。
5. 洗液　8L 蒸馏水溶解 Tris - Buffered Saline，常温保存（15 ~ 30℃）。
6. 电泳介质。
7. 电泳仪。
8. 电泳胶片　常温保存（15 ~ 30℃），不可冷藏或冷冻。
9. 滤纸 C、D 和滤纸梳。
10. 点样刀锋。

【技术流程】

自动免疫固定电泳系统基本技术流程如图10－1所示。

【操作方法】

1. 样本处理 用生理盐水待检标本，其中加于第一泳道的待检标本稀释3倍，而加于第2～6泳道的待检标本稀释5倍。

2. 区带电泳

（1）上样 将17μl稀释好的样本加至免疫固定专用的样本盘中，放于电泳仪固定位置上。

（2）点样 取一片点样刀锋放在电泳仪自动加样器4、10、16号位。

（3）胶片准备 将2ml Repprep电泳介质加到电泳槽中，取出胶片，擦去胶片背面多余液体，揭去胶面保护膜，胶片平放于电泳槽中（勿有气泡），擦去边缘多余的Repprep电泳介质，用滤纸C吸去多余的电泳介质，放上碳棒，准备电泳。

（4）电泳 盖上电泳槽盖，按“SELECT TEST”选择“SERUM IFE”为电泳项目。按下START键，根据仪器提示，再按下START键，仪器自动点样，吸收，电泳（21℃ 650V 7分钟）。电泳结束，仪器报警提示，打开电泳槽盖，移去碳棒，除去盐桥。

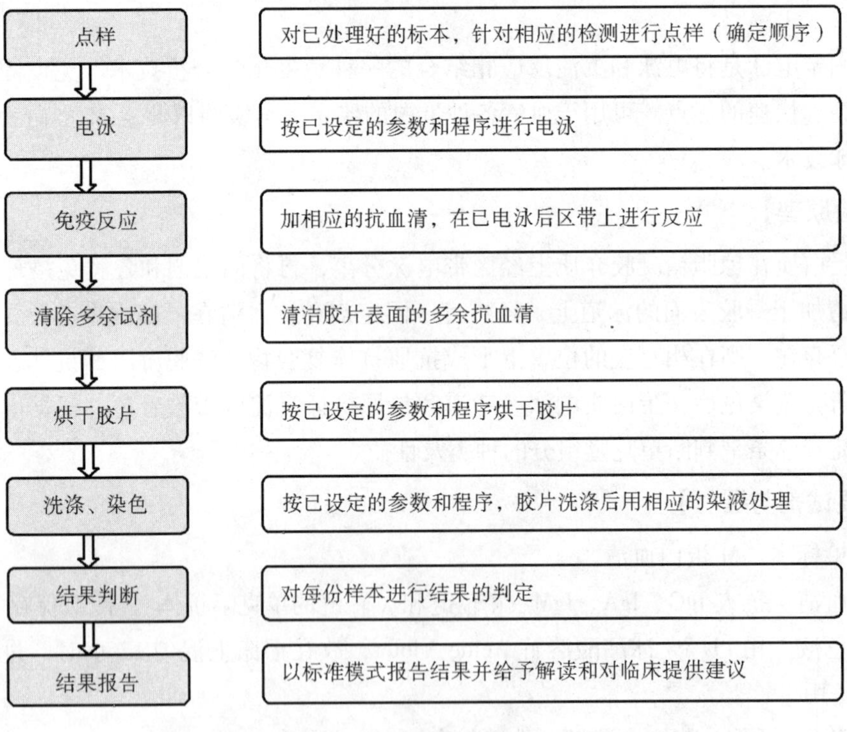

图10－1 自动免疫固定电泳系统基本技术流程图

3. 沉淀反应

（1）加抗血清 将加抗血清的板置于电泳槽中固定位置上，于相应的孔中加入50μl对应抗血清。第一泳道作为参考道加蛋白固定液，第二泳道加抗人IgG单抗，第三泳道加抗人IgA单抗，第四泳道加抗人IgM单抗，第五泳道加抗轻链κ单抗，第六泳道加抗轻链λ单抗（注意抗血清和凝胶之间不能有气泡）。按下仪器的TEST SELECT/CONTIUE键，开始孵育，仪器倒计时10分钟。

（2）烘干　将试剂盒中配套的滤纸梳插入加抗血清的孔中，以吸去多余的抗血清，按下 TEST SELECT/CONTIUE 键，仪器计时 2 分钟；除去加样梳，移去抗血清板，同时取一片滤纸 D 放于胶片上，抚平，吸去多余的抗血清；按下 TEST SELECT/CONTIUE 键，计时 10 分钟；除去 Blotter D，按下 TEST SELECT/CONTINR 键，烘干。

（3）染色　将烘干后的胶片挂在染色架上，放入染色槽内。按“SELECT　TEST”选择“SERUM IFE”为操作项目。按“START”　－－－－》“START”　－－－－》“CONTINUE”染色。染色毕，仪器报警提示，取出染色架及胶片。

4. 扫描　启动扫描仪，将胶片放在扫描仪圆孔在左侧上方，运行 PT 扫描软件，扫描后出现扫描图谱。

【结果判定】

对染色烘干的胶片进行判读，第一泳道为血清蛋白分子量的参考道，观察第二至六泳道有无对应的特异性单克隆免疫球蛋白条带出现，如图 10－2 示例。

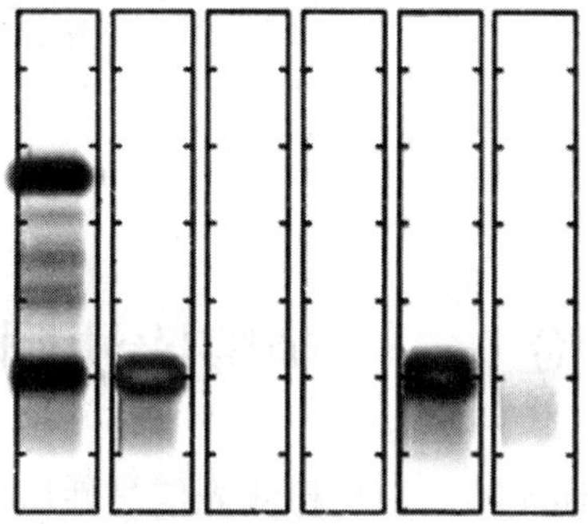

图 10－2　免疫固定电泳结果示例（IgGκ 型）

【注意事项】

1. 样本的处理

（1）免疫固定电泳的血清标本需要新鲜，为避免抗原过剩所引起的带现象，血清于加样前应先做适当稀释并混匀。

（2）免疫固定电泳的标本不能使用血浆，因纤维蛋白原可在点样处呈现条带，导致对试验结果做出错误的解释（与丙球血症混淆）。

（3）总免疫球蛋白水平 ＞20g/L 时，稀释剂量要加倍；总免疫球蛋白水平 ＜5g/L 时，稀释剂量要减半。

（4）含有冷球蛋白或冷凝胶的样本经冷藏或冰冻后，会变得黏稠或混浊，可能因为扩散障碍而出现点样问题，这种情况可添加 25μl 液化剂于 75μl 血清中，混匀 15 秒后、再按程序继续进行。

（5）某些单克隆蛋白可能因多聚体而导致所有的免疫固定泳道上均出现单克隆片段。这种情况下可加 25μl 还原剂（1% β－巯基乙醇）于 75μl 血清中混匀，同时保证其反应至少 15 分钟（至多 3 小时），再按程序进行检测。

2. 电泳之前　凝胶与电泳槽的贴合面应充满电泳介质，并确保两者之间无气泡。抗血清加入后，应确保血清与凝胶之间无气泡。

3. 染色之前　胶片要置于洗涤液中充分洗涤，以去除游离的血清和抗血清成分，降低染色后凝胶的背景色。

4. 自动化免疫固定电泳仪 定期由电泳仪专业维护人员进行抽液泵，管道更新，及各零配件校正等设备维护，以确保仪器操作的准确度和精密度。

【方法评价】

免疫固定电泳的最大优势在于分辨率高、敏感度高、操作时间短、结果直观易于分析，目前已用于临床常规检测。

【临床应用】

本法可对各类免疫球蛋白及其轻链进行分型，常用于临床 M 蛋白的鉴定。一般用于单克隆免疫球蛋白增殖病，本周蛋白和游离轻链病、重链病、多克隆免疫球蛋白病以及脑脊液寡克隆蛋白的诊断与鉴别诊断。

【思考题】

结合自己实验室的免疫固定电泳分析系统，简述血清免疫固定电泳的影响因素及其克服措施。

（王春玲）

扫码“学一学”

实验十一 免疫比浊测定

免疫比浊测定属于液相沉淀实验，根据检测光信号性质的不同可分为透射免疫比浊法和散射免疫比浊法两种，其中散射免疫比浊法又分为终点散射比浊法和速率散射比浊法。为解决形成的免疫复合物分子较小很难形成浊度或抗原分子大小极度不一影响检测结果准确性的问题，建立了改良的免疫比浊测定法，即胶乳颗粒增强免疫比浊法（又称免疫胶乳比浊测定法）。本实验以测定人血清 IgG 含量为例，介绍终点散射免疫比浊法，并以测定人血清 CRP 含量为例，介绍胶乳颗粒增强免疫比浊法。

一、人血清 IgG 含量测定

IgG 作为血清中最主要的抗体成分，约占人体血清中总免疫球蛋白含量的 75%，是唯一能通过胎盘的 Ig。IgG 是血液和细胞外液中的主要抗体，也是机体再次免疫应答的主要抗体，大多数抗感染抗体与自身抗体都为 IgG 类。临床常用终点散射免疫比浊法定量测定人血清 IgG。

【实验原理】

当 IgG 与其抗体在特殊稀释系统中反应而且比例合适时，形成的可溶性免疫复合物在稀释系统中的促聚剂（聚乙二醇等）作用下，自液相析出，形成微粒，使反应液出现浊度。当抗体浓度固定时，形成的免疫复合物的量随着待测抗原量的增加而增加，反应液的浊度也随之增加。通过测定反应液的浊度与一系列标准品对照，即可计算出待测抗原的含量。

【主要试剂和器材】

1. 待测血清。

2. 缓冲液 PEG 6000 43.5g、NaF 21.0g、NaCl 9.0g、NaN_3 1.0g，加蒸馏水溶解后补

水至1000ml。3号玻璃滤器过滤，室温保存。

3. 人IgG标准品　用缓冲液将人IgG标准品稀释成系列浓度。

4. 抗人IgG血清　预实验选定最适稀释度。

5. 其他　加样器、96孔聚苯乙烯反应板、水浴箱或恒温培养箱、酶联免疫检测仪等。

【操作方法】

1. 在聚苯乙烯反应板空白孔内加入抗人IgG血清335μl。

2. 在聚苯乙烯反应板待测孔内加入抗人IgG血清330μl，再加入待测血清5μl。微量振荡器上混匀1分钟，置37℃温育30分钟。

3. 酶联免疫检测仪上用空白孔调零，测定待测孔495nm波长下的吸光度值。

4. 将稀释好的系列浓度的人IgG标准品同上测定，以IgG含量为横坐标，相应吸光度值为纵坐标，制作标准曲线。

【结果判断】

根据待测血清的吸光度值，利用标准曲线计算待测血清IgG含量。

【参考区间】

16岁以上成年人血清：7.0～16.6g/L。

【注意事项】

1. 溶血和脂血可能会影响测定结果。

2. 抗人IgG血清要求特异性强且效价高（双向免疫扩散实验效价1∶32以上）。

3. 标准曲线需与待测血清要同时制备，不可一次做成反复使用。

4. 为保证实验精度，需建立室内质控。

二、人血清CRP含量测定

CRP是一种急性时相反应蛋白。在机体发炎时，患者血清中的CRP升高。尤其以肺炎球菌感染、组织感染等多种疾病升高明显。CRP已成为检测感染和发炎的敏感指标，并对手术等患者的监视和对婴儿感染的早期诊断有一定的帮助。

【实验原理】

样本中的CRP与交联了抗CRP抗体的胶乳颗粒试剂反应，形成免疫复合物。在波长570nm处检测免疫复合物形成的浊度变化，其变化程度与样本中的CRP含量成正比。

【主要试剂和器材】

1. 待测血清

2. 试剂A　氨基己酸缓冲液。

3. 试剂B　超敏化的CRP抗体乳胶颗粒。

4. CRP标准品　用试剂A将CRP标准品稀释成系列浓度。

5. 其他　加样器、96孔聚苯乙烯反应板、水浴箱或恒温培养箱、酶联免疫检测仪等。

【操作方法】

1. 在聚苯乙烯反应板空白孔内加入试剂A 153μl，再加入试剂B 150μl，混匀。

2. 在聚苯乙烯反应板待测孔内加入试剂A 150μl，待测血清3μl，混匀，37℃温育5分钟；再加入试剂 B 150μl，混匀。

3. 酶联免疫检测仪上用空白孔调零，测定待测孔 570nm 波长下的吸光度值。

4. 将稀释好的系列浓度的 CRP 标准品同上测定，以 CRP 含量为横坐标，相应吸光度值为纵坐标，制作标准曲线。

【结果判断】

根据待测血清的吸光度值，利用标准曲线计算待测血清 CRP 含量。

【参考区间】

血清：0.0～0.6mg/dl

各实验室应根据地区及人群情况建立自己的正常参考范围。

【注意事项】

1. 溶血、脂血和高胆红素血可能会影响测定结果。

2. 抗 CRP 抗体要求特异性强、效价高且亲和力强。

3. 标准曲线需与待测血清要同时制备，不可一次做成反复使用。

4. 为保证实验精度，需建立室内质控。

【方法评价】

在免疫比浊技术中，为避免“钩状效应”，通常选择抗体过量，以利于抗原抗体复合物的快速形成，并保持相对不溶性，以保证所有待测抗原能完全与抗体结合使检测反应的比浊信号与抗原量的增加呈正比关系。免疫比浊测定相对于其他沉淀试验类型，其稳定性好，敏感性高，精确度高，干扰因素少，结果判断更加客观、准确。

【临床应用】

免疫比浊测定已广泛应用于不同体液中蛋白质如免疫球蛋白、补体、急性时相反应蛋白及药物浓度等的检测。自动化免疫比浊分析系统具有操作简便、准确性高、重复性好及灵敏度高的特点，能及时将各种信息向临床反馈，又可节约大量人力物力，利于大批量样品的处理。

【思考题】

1. 免疫比浊技术包括哪些技术类型？

2. 影响免疫比浊测定的因素有哪些？

（谷俊莹）

扫码“学一学”

扫码“看一看”

实验十二　血清总补体溶血活性测定

补体是存在于人或动物血清中的一组具有酶活性的球蛋白，是抗体发挥溶细胞作用的补充免疫活性分子，参与维护机体内环境的稳定。正常人血清中的补体活性及含量相对稳定，在某些疾病的发生及病情变化时补体水平可出现波动。因此，临床上动态观察血清总补体溶血活性，对一些疾病有辅助诊断的意义。

【实验原理】

绵羊红细胞（SRBC）与相应抗体结合形成的致敏红细胞可激活补体，从而导致 SRBC

溶解。当致敏红细胞浓度恒定时，溶血程度与补体的活性成正比。将待检血清作一系列稀释后，分别加入抗体致敏的红细胞进行反应，测定溶血程度，可判定待检血清的总补体活性。由于溶血程度在50%附近（30%～70%）时，补体的用量稍有变化就会对溶血程度产生很大的影响，即是以50%溶血作为反应终点比以100%溶血作为终点更为敏感，因此该试验又称为补体50%溶血试验，即 CH_{50} 试验。

【主要试剂与器材】

1. 待检血清

2. 溶血素（抗 SRBC 抗体）　参照"第一单元实验一多克隆抗体的制备"或购自试剂公司。实验中一般使用2个溶血单位（2U 溶血素），用 BBS 稀释。

3. 2%SRBC　取新鲜脱纤维或 Alsever 液保存绵羊血，加数倍量的生理盐水混匀，2000转/分离心10分钟，弃上清。如此洗涤2次，第3次用 BBS 洗涤后，取管底压积红细胞用 BBS 配成2%细胞悬液。为了使悬液浓度标准化，可取2% SRBC 0.2ml 加 BBS 4.8ml 稀释25倍，用分光光度计于波长542nm 处测定其透光率，要求达到40%。若有偏差，应进行校正。

4. 其他　pH 7.4 巴比妥缓冲液（BBS）、生理盐水、离心机、试管、吸管、恒温水浴箱、分光光度计、比色杯等。

【操作方法】

1. 稀释待检血清　吸取待检血清0.2ml，加 BBS 3.8ml，将血清进行1:20稀释。

2. 制备50%溶血标准管　吸取2% SRBC 悬液0.5ml，加蒸馏水4.5ml，混匀使红细胞全部溶解，即成为50%溶血标准管。

3. 制备致敏 SRBC（SSRBC）　吸取2% SRBC 悬液10ml，加2U 溶血素10ml，37℃水浴10分钟，即成为 SSRBC。

4. 正式试验　取8支试管按顺序编号，按照表12－1所示加入各试剂，混匀，置37℃水浴30分钟后测定补体活性。

表12－1　血清总补体溶血活性测定（剂量单位：ml）

试管号	巴比妥缓冲液	1:20稀释血清	SSRBC		补体溶血活性
1	1.50	-	1.0		-
2	1.35	0.15	1.0		133
3	1.30	0.20	1.0		100
4	1.25	0.25	1.0	37℃水浴30分钟	80
5	1.20	0.30	1.0		66.6
6	1.15	0.35	1.0		57.1
7	1.10	0.40	1.0		50
8	1.05	0.45	1.0		44.4

【结果判定】

将各反应管经2500转/分离心5分钟后，先观察致敏 SRBC 对照（第1管），应完全不溶血。用目测法观察各管溶血程度，并与50%溶血标准管比较，选择与标准管最接近的两管，再用分光光度计于波长542nm 进行比色测定。以 BBS 作为空白校正零点，找出吸光度值与标准管最接近的一管，根据该管的血清用量，求出总补体溶血活性。

$$补体溶血活性（KU/L）=\frac{1}{血清用量\ ml}\times 稀释倍数$$

用 CH_{50} 法测定血清总补体活性时，所测得的值与反应体积有关，反应体积大，测得的值略小。在表 12－1 方法中，反应体积为 2.5ml，CH_{50} 正常参考值范围：50～100KU/L。

【注意事项】

1. 待检血清必须新鲜，如放置室温 2 小时以上，可使补体活性下降。待检血清还应无溶血、无污染等。

2. 实验器材应清洁，残留的酸碱等化学物质均可使补体受破坏。

3. 绵羊红细胞等试剂应新鲜配制。

4. 补体的溶血活性可受多种因素的影响，如溶液的酸碱度变化、钙和镁离子增加等可使补体溶血活性下降；绵羊红细胞浓度和致敏 SRBC 吸附溶血素的量等可直接影响溶血程度，当每一致敏 SRBC 吸附的抗体分子少于 100 时，溶血程度随红细胞浓度的增加而减少，当用高浓度溶血素致敏时，溶血程度则随红细胞浓度的增加而增加。

5. 补体性质不稳定，所以需对试验的条件和各个环节加以严格控制。

【方法评价】

本方法快速、简便，但敏感性较低，结果易受多种因素的影响，主要用于测定补体经典激活途径的溶血功能，不能测定补体蛋白的绝对值。

【临床应用】

血清总补体溶血活性测定临床主要应用于一些疾病的辅助诊断。补体活性升高多见于各种传染病、组织损伤、急性炎症和肿瘤患者，这可能与炎症感染过程中一些因子促进补体合成有关，但在病情危重时，总补体活性往往下降。补体活性降低多见于免疫复合物型超敏反应，如系统性红斑狼疮活动期、急性肾小球肾炎、类风湿性关节炎和严重肝病等。

【思考题】

1. 补体溶血活性测定结果受哪些因素影响？

2. 补体的溶血活性为何以 50% 溶血程度作为判定反应终点的指标，而不是用 100% 溶血程度？

（谷俊莹）

扫码“练一练”

第三单元　标记免疫技术

实验十三　荧光标记抗体的制备

扫码"学一学"

荧光标记抗体是荧光免疫技术中基本的检测试剂。用于荧光素标记的抗体应具有高特异性和高亲和力，所用抗体中不应含有针对标本中正常组织的抗体。本实验以异硫氰酸荧光素（FITC）标记抗体为例介绍荧光标记抗体的制备。

【实验原理】

荧光抗体是将荧光素与抗体以化学方式共价结合而成。FITC 的异硫氰基（-N = C = S）与抗体的自由氨基（主要是赖氨酸的氨基）在碱性溶液中结合形成硫碳酰胺键，使 FITC 和抗体结合而成 FITC-抗体，然后将 FITC-抗体采用凝胶过滤法进行纯化。FITC-抗体结合稳定，不影响抗体活性，并呈现明亮的黄绿色荧光。常用的标记方法有搅拌法和透析法。本实验以搅拌法标记并采用 Sephadex G-25 分离纯化为例。

【主要试剂与器材】

1. 试剂　抗体、FITC、0.5mol/L pH 9.5 碳酸盐缓冲液、0.005mol/L pH 7.0 磷酸盐缓冲液。

2. 器材　紫外分光光度计、铁立架、蝴蝶夹、层析柱、洗脱瓶、搅拌器、磁棒、称量杯、试管、滴管、吸管、吸耳球、pH 试纸、黑纸。

【操作方法】

1. 抗体标记

（1）量取抗体　将已知浓度的抗体溶液用 0.5mol/L pH 9.5 碳酸盐缓冲液稀释至最终浓度为 20mg/ml。置于有盖的称量杯中，并放入磁棒，用黑纸包好避光。

（2）溶解 FITC　按 FITC/抗体的质量比为 1/100 计算出需要的 FITC 量。即待标记抗体总量（mg）×0.01 = FITC 的量（mg）。将称好的 FITC 放在试管中，避光。再取相当于稀释后抗体溶液体积 1/10 的 0.5mol/L pH 9.5 碳酸盐缓冲液溶解 FITC。

（3）混合 FITC-抗体　开启搅拌器，将溶解后的 FITC 溶液用毛细滴管逐滴滴入含抗体溶液的称量杯中，用 pH 试纸测试 pH，如 pH 低于 9.5，则用 0.2mol/L $NaCO_3$ 调整 pH 至 9.5，室温下加盖搅拌 1 小时。

2. 用 Sephadex G-25 装层析柱

（1）准备层析柱　用蝴蝶夹将玻璃层析柱垂直固定于铁立架上，于柱内加入约 1/3 柱高的 0.005mol/L pH 7.0 磷酸缓冲液，赶尽柱内的气泡，关紧止水夹。

（2）调整流速　将经过缓冲液平衡过的 Sephadex G-25 凝胶轻轻搅匀，沿管壁缓缓加满层析柱，待凝胶下沉压积约 1cm 高度时打开止水夹，控制流速为每分钟 20～30 滴。

（3）填充平衡层析柱　将凝胶不断搅拌加入层析柱，直至凝胶沉积面离管口 4～5cm 为止。接上 0.005mol/L pH 7.0 磷酸盐缓冲液，流穿层析柱平衡 45 分钟。

3. 标记抗体的纯化

（1）抗体加样　将获得的 FITC-抗体液加入 Sephadex G-25 层析柱表面，上样量为柱床体积的 1/6～1/10 为宜。

（2）洗脱　用 0.005mol/L pH 7.0 磷酸缓冲液洗脱，控制流速为每分钟 20～30 滴，可见标记物逐渐向下移动并分离成两个节段，分别为走在前面的淡黄绿色（FITC-抗体）和走在后面的黄色（FITC）节段。

（3）收集洗脱物　待淡黄绿色成分走至离下端 2cm 时，用第 1 支试管开始收集；当淡黄绿色成分出现在洗脱液时，用第 2 支试管收集；待淡黄绿色将消失时，用第 3 支试管收集。

4. 测定洗脱物 *A* 值

（1）准备紫外分光光度计　将紫外分光光度计开机预热，用 0.005 mol/L pH 7.0 磷酸缓冲液调零。

（2）测定　分别测定上述三管洗脱物的光密度 *A* 值，记录 A_{495nm} 与 A_{280nm} 的读数。

（3）调整 *A* 值范围　将第 2 管洗脱物做适当地稀释，使测出的 *A* 值在 0.2～0.7 范围内为宜，此时紫外分光光度计的准确性较高。

5. 保存　荧光抗体的保存最好小量分装（0.5ml/瓶），－20℃冻存，可存放 3～4 年。4℃可存放 1～2 年。

6. 工作浓度的确定　将荧光抗体做一系列倍比稀释（1∶4～1∶256），对切片标本做荧光抗体染色。以能清晰显示特异性荧光且非特异染色弱的最高稀释度为荧光抗体工作浓度。

【结果判断】

根据 A 值，按下列公式计算荧光素（F）与抗体（P）结合比例 F/P 值：

$$(\text{FITC})\ F/P = \frac{2.87 \times A_{495nm}}{A_{280nm} - 0.35 \times A_{495nm}}$$

F/P 值越高，说明抗体分子上结合的荧光素越多，标记抗体的灵敏度就高，但 F/P 过高会增加荧光素标记抗体的负电荷，从而增加与组织细胞的非特异性吸附。一般用于固定样品的荧光抗体以 F/P＝1.5 为宜，用于活细胞的以 F/P＝2.4 为宜。

【注意事项】

1. 影响标记效率的因素有温度、时间、pH、荧光素和蛋白的量等，需注意控制。

2. 在荧光素及其标记抗体的操作过程中应注意避光，搅拌速度应适当，以避免气泡产生。

3. 在层析柱装柱时应注意正确操作，使柱体均匀、柱面平整、无气泡与裂隙。

4. 上样和洗脱时应做到“前切”和“后切”。“前切”指柱顶缓冲液与凝胶平面相切时再加样品；“后切”指样品走至与凝胶平面相切时再加入洗脱缓冲液。

【方法评价】

荧光素标记蛋白质的常用方法有搅拌法和透析法两种。搅拌法的优点是标记时间短、荧光素用量少，但影响因素多，操作不当会引起较强的非特异性荧光染色。透析法适用于标记样品量少、蛋白含量低的抗体溶液；此法标记比较均匀，非特异性染色也较低，但标记时间较长。

【临床应用】

荧光标记的抗体可以作为诊断试剂用于检测和鉴定未知抗原或抗体。

【思考题】

1. 荧光标记抗体的实验过程为何要在碱性缓冲液中进行？
2. 实验操作中应注意哪些方面以控制荧光素标记效率及均匀度？有何意义？
3. 荧光素操作过程为何要注意避光？

（李　波）

扫码“学一学”

实验十四　荧光抗体技术

荧光抗体技术是以荧光标记抗体作为诊断试剂，用于检测抗原或抗体。根据参与成分和反应的程序不同，荧光抗体技术分为直接法、间接法、补体法、双标记法等。本实验以间接荧光抗体染色法检测抗核抗体（ANA）为例。

【实验原理】

将待检血清与核抗原片温育，如果待检血清中含有ANA，会与相应的核抗原结合。在第二次温育时，荧光素标记的抗人抗体与结合在核抗原片上的ANA反应，在荧光显微镜下可观察到抗原片上ANA荧光着染强度和核型。

【主要试剂与器材】

1. 动物　小白鼠。

2. 试剂　FITC-抗人IgG（按说明书用0.01mol/L pH 7.4 PBS稀释至应用浓度）、阳性对照血清、阴性对照血清、0.01mol/L pH 7.2 PBS-Tween 20缓冲液、封固剂（0.1mol/L磷酸盐缓冲甘油）、95%乙醇。

3. 器材　荧光显微镜、温箱、微量加样器、试管、载玻片、盖玻片、有盖的搪瓷方盒、玻璃缸、玻片架、吸水纸、手术刀片、风扇、冰箱等。

【操作方法】

1. 制备抗原片

（1）制备肝细胞印片　将小白鼠断颈处死取肝，用手术刀片切成约0.5mm×0.5mm的平面块，用吸水纸吸干渗出的浆液。将切面轻压于载玻片上，使载玻片上粘下薄层肝细胞。

（2）固定　迅速用风扇吹干，95%乙醇固定后，取出风扇吹干，密封于塑料袋内，置冰箱冷冻室保存。

2. 待检血清加样

（1）稀释待检血清　将待检血清按照试剂说明书的效价判断标准（1∶40、1∶80或1∶100），用0.01mol/L pH 7.4 PBS稀释至正常上限。

（2）加样　将稀释后的待检血清50μl加于抗原片上，平置于有盖的湿盒内，置37℃温箱温育30分钟。

（3）洗涤　用PBS-Tween 20缓冲液冲洗抗原片1秒，然后按顺序立即分别浸入1、2、3装有PBS-Tween 20缓冲液的玻璃缸中，各振荡浸洗5分钟（即漂洗3次）。

3. 染色

（1）加 FITC-抗人 IgG　取出抗原片，在 5 秒内用吸水纸擦去背面和边缘的水分。立即滴加 FITC-抗人 IgG 50μl，平置于有盖的湿盒内，置 37℃温箱温育 30 分钟。

（2）洗涤　取出抗原片，重复步骤 2 的洗涤方法。

（3）封片　取出抗原片，用吸水纸擦去背面和边缘的水分。加 1 滴封固剂，覆以盖玻片。

4. 观察结果　荧光显微镜下观察荧光染色类型和荧光强度。每次试验均应设阳性对照、阴性对照和空白对照。

【结果判断】

细胞核发黄绿色荧光，胞浆不发荧光，表明待检血清 ANA 为阳性；细胞核不显示特异荧光，表明待检血清 ANA 为阴性。阳性待测血清连续稀释后可测定效价，多数试剂盒以 1:100以上具有临床诊断价值。

根据细胞核着染荧光的图像，可分为以下四种荧光核型。①均质型：细胞核呈均匀一致的荧光。②斑点型：细胞核呈现斑点状荧光。③核膜型：细胞核周围呈现荧光，而核中央染色弱或无荧光。④核仁型：核内呈现块状荧光。

【注意事项】

1. 滴加的血清或荧光标记抗体应充分盖满抗原片，同时温育时不让其流失，否则将出现假阴性。

2. 每次冲洗抗原片时应彻底，防止非特异荧光的干扰。

3. 荧光受温度影响较大，封固后应低温避光保存。

4. 荧光染色后的片子应及时观察，不宜放置过久。一般室温可放置 1 小时或 4°C 放置 4 小时。

5. 反应时应置于湿盒内，防止干燥。

6. 观察结果时应注意与非特异荧光鉴别。后者大小不一、形态不一、边缘不整。

【方法评价】

间接荧光抗体染色法是检测 ANA 的一种简便、快速、敏感的方法，它常作为可疑 SLE 病人的初筛检测项目。缺点是标本不易保存，荧光受到温度影响大，需要荧光显微镜，结果易受主观因素影响。

【临床应用】

荧光抗体技术间接法应用较广，可用于病原微生物鉴定及其抗体的检测；自身免疫病自身抗体的检测；免疫细胞表面抗原检测等。

【思考题】

1. 抗原基质片有哪几种类型？

2. 荧光抗体染色技术操作中应注意哪些事项？

3. 荧光抗体染色技术在检验医学中有哪些应用？

4. ANA 阳性的主要临床意义是什么？

（李　波）

扫码“学一学”

实验十五　酶联免疫吸附试验

酶联免疫吸附试验是最常用且应用最广的酶免疫技术，它是在保持抗原或抗体生物活性的前提下将抗原或抗体连接到固相载体上，把待检样本和酶标抗原或酶标抗体按一定顺序与固相载体上的抗原或抗体特异性结合，形成抗原抗体－酶标抗体（或酶标抗原）免疫复合物，通过洗涤弃去未结合的物质，再加入底物后，酶催化底物生成有色产物，颜色的深浅与样本中待测抗原或抗体的浓度成正比，故可根据显色反应的深浅对抗原或抗体进行定性或定量分析。ELISA 技术包括双抗体夹心法、间接法、竞争法和捕获法。

本实验以双抗体夹心法检测 HBsAg、间接法检测 HBsAb 及竞争法检测 HBcAb 为例。

一、双抗体夹心法（检测 HBsAg）

【实验原理】

ELSIA 双抗体夹心法检测 HBsAg，是将纯化的抗-HBs 包被在固相载体表面，加入待检血清，再加入酶标抗-HBs，在固相载体上形成抗-HBs-HBsAg-酶标抗-HBs 免疫复合物。加底物后，复合物中的酶将底物催化产生颜色反应，根据颜色的深浅进行 HBsAg 的定性或定量。

【主要试剂与器材】

1. 微孔反应板、酶标抗体（抗-HBs-HRP）、纯化的抗-HBs、阳性对照、阴性对照、空白对照、包被液（pH 9.6 0.05 mol/L 碳酸盐缓冲液）、稀释液（0.1% BSA-pH 7.4 0.15 mol/L PBS）、洗涤液（0.05% Tween 20-pH 7.4 0.15 mol/L PBS）、底物液（TMB）、终止液（2mol/L H_2SO_4）、待检血清、吸水纸。

2. 恒温水浴箱、微量移液器及酶标仪。

【操作方法】

1. 包被　将纯化的抗-HBs 按说明稀释后包被于微孔反应板中，每孔 100μl，放置于 4℃冰箱中 24 小时。

2. 洗涤　从冰箱中取出微孔反应板，弃去孔中液体，用一次性吸管吸取洗涤液注满各孔，静置 1 分钟，弃去孔内洗涤液，在吸水纸上拍干，重复 3 次。

3. 加样　用微量移液器分别吸取 100μl 待检血清、阴性对照、阳性对照、空白对照的液体加入相应的酶标板反应孔中（阴性对照 2 孔、阳性对照 2 孔、空白对照 1 孔），置于 37℃恒温水浴箱中温育 60 分钟。

4. 洗涤　取出反应板，弃去孔中液体，用一次性吸管吸取洗涤液注满各孔，静置 1 分钟，弃去孔内洗涤液，在吸水纸上拍干，重复 3 次。

5. 加酶标抗体　除空白对照孔外，其余各孔加入 100μl 抗-HBs-HRP，轻轻振荡 10 秒，混匀，置于 37℃温育 60 分钟。

6. 洗涤　同步骤（4）。

7. 显色　在所有孔内加入底物液（TMB）100μl，轻轻震荡 10 秒，混匀。避光反应5～10 分钟。

8. 终止反应　每孔加入终止液 50μl，混匀。

9. 其他 用酶标仪单波长450nm测定各孔A值，记录结果。

【结果判定】

1. 临界值（CO值）的计算 临界值 = 阴性对照 *A* 均值 N×2.1，阴性对照 *A* 均值大于0.1时应重新做实验，小于0.05时以0.05计算。

2. 阴性、阳性判定 待测血清 *A* 值 S/CO≥1 为 HBsAg 阳性；待测血清 *A* 值 S/CO<1 为 HBsAg 阴性。

【注意事项】

1. 建议采用微量移液器加所有组分，在操作过程中应将液体及标本加在孔底，不外溅，不产生气泡，防止相邻微孔互相污染，以免影响结果的准确性。

2. 反应板应加盖以免蒸发。孵育应均匀，避免出现边缘效应。

3. 从冷藏环境中取出的样品和试剂应在室温下平衡30分钟至室温后方可使用。

4. 保证样品加样量准确，如果加样量不准确，可能会导致错误的实验结果。而且每次应该更换吸头吸取样品，避免样本交叉污染。

5. 待测样本不可用 NaN_3 防腐，因为 NaN_3 对辣根过氧化物酶有抑制作用。

6. 洗涤液是磷酸盐配制，可能会形成结晶，如未完全溶解，会影响实验结果。若出现结晶应置于37℃充分溶解后使用。

7. 结果测定须在终止反应20分钟内完成。

8. 实验操作过程中应注意防护，废弃物必须按传染性样品处理。

9. 溶血标本、污染细菌的标本及血液没有完全凝固的血清标本会影响结果的准确性。

10. 类风湿因子对该实验具有干扰作用。类风湿因子具有和多种动物 IgG 的 Fc 端结合的能力，测定时可同时结合固相抗体和酶标抗体，也能催化底物显色，出现假阳性反应。

【方法评价】

双抗体夹心法优点在于灵敏度高、特异性强、重复性好、没有放射性污染；方法简单快速，不需要特殊仪器设备，易于普及；结果判断客观，既适合于临床大规模筛查试验又可以用于少量标本的检测。

【临床应用】

本法要求待测抗原是大分子抗原，且具备多个不同的或者相同的抗原表位，能分别被双抗体识别和结合，因此此法不适用于分子量小的半抗原测定。临床常用于 HBsAg、HCG 等大分子物质的检测。

【思考题】

1. 试述双抗体夹心法的基本原理是什么？

2. 何种情况下会出现钩状效应？

二、间接法（检测 HBsAb）

【实验原理】

将纯化的 HBsAg 包被到微孔反应板上，加入待检标本，再加入酶标记的二抗体。若标本中存在 HBsAb 时，则形成固相抗原-抗体-酶标二抗复合物，再加入酶的作用底物（TMB），在酶的催化作用下，产生颜色反应。颜色的深浅与待检抗体量呈正相关。

【主要试剂与器材】

1. 微孔反应板、纯化的 HBsAg、羊抗人 IgG-HRP、阳性对照、阴性对照、空白对照、包被液（pH 9.6 0.05mol/L 碳酸盐缓冲液）、稀释液（0.1% BSA-pH 7.4 0.15mol/L PBS）、洗涤液（0.05% Tween 20-pH 7.4 0.15mol/L PBS）、底物液（TMB）、终止液（2mol/L H_2SO_4）、待检血清、吸水纸、一次性吸管。

2. 恒温水浴箱、微量移液器及酶标仪。

【操作方法】

1. 包被　将纯化的 HBsAg 按说明稀释后包被于微孔反应板中，每孔 100μl，放置于4℃冰箱中 24 小时。

2. 洗涤　从冰箱中取出微孔反应板，弃去孔中液体，用一次性吸管吸取洗涤液注满各孔，静置 1 分钟，弃去孔内液体，于吸水纸上充分拍干，重复 3 次。

3. 加样　分别加入空白对照、阳性对照、阴性对照、待检血清各 100μl 于相应孔中，37℃温育，60 分钟。

4. 洗涤　弃去孔中液体，用洗涤液洗 3 次，每次 1 分钟，于吸水纸上充分拍干。

5. 加酶标二抗　按要求用稀释液稀释羊抗人 IgG-HRP，各孔中分别加入羊抗人 IgG-HRP 结合物 100μl，37℃温育 60 分钟。

6. 洗涤　同步骤 4。

7. 显色　每孔加底物（TMB）100μl，混匀，避光反应 5～10 分钟。

8. 终止反应　每孔加终止液 50μl，混匀。

9. 其他　用酶联免疫检测仪单波长 450nm 测定各孔 A 值，记录结果。

【结果判定】

1. 临界值（CO 值）的计算　临界值 = 阴性对照 *A* 均值 N×2.1，阴性对照 *A* 均值大于 0.1 时应重新做实验，小于 0.05 时以 0.05 计算。

2. 阴性、阳性判定　待测血清 *A* 值 S/CO≥1 为 HBsAg 阳性；待测血清 *A* 值 S/CO＜1 为 HBsAg 阴性。

【注意事项】

包被的抗原要纯化，否则会影响实验的特异性与敏感性，其他同双抗体夹心法。

【方法评价】

本法是检测抗体最常用的方法，能够检测出血清中 ng 数量级抗体。本法优点在于使用一种酶标记 IgG 抗体，就可用于针对不同抗原的同一种属 IgG 抗体检测。

【临床应用】

此方法主要用于各种病原体感染后的抗体检测。

【思考题】

1. ELISA 间接法的原理是什么？

2. ELISA 间接法有哪些影响因素？

三、竞争法（检测 HBcAb）

【实验原理】

将纯化的 HBcAg 包被在固相载体上，同时加入待测血清和酶标抗-HBc，酶标抗-HBc 与待测血清中的抗-HBc 竞争结合固相载体上的 HBcAg，加入底物显色后，颜色的深浅与待测血清中的抗-HBc 含量呈负相关。

【主要试剂与器材】

1. 微孔反应板、酶标抗体（抗-HBc-HRP）、纯化的 HBcAg、阳性对照、阴性对照、空白对照、包被液（pH 9.6 0.05mol/L 碳酸盐缓冲液）、稀释液（0.1% BSA-pH 7.4 0.15mol/L PBS）、洗涤液（0.05% Tween 20-pH 7.4 0.15mol/L PBS）、底物液（TMB）、终止液（2 mol/L H_2SO_4）、待检血清、吸水纸。

2. 恒温水浴箱、微量移液器及酶标仪。

【操作方法】

1. 包被 将纯化的 HBcAg 按说明稀释后包被于微孔反应板中，每孔 100μl，放置于 4℃冰箱中 24 小时。

2. 洗涤 从冰箱中取出微孔反应板，弃去孔中液体，用一次性吸管吸取洗涤液注满各孔，静置 1 分钟，弃去孔内洗涤液，在吸水纸上拍干，重复 3 次。

3. 加样 用微量移液器分别吸取 100μl 待检血清、阴性对照、阳性对照、空白对照的液体加入相应的酶标板反应孔中（阴性对照 2 孔、阳性对照 2 孔、空白对照 1 孔），置于 37℃恒温水浴箱中温育 45 分钟。

4. 加酶标抗体 在已加入待检血清、阴性对照、阳性对照的孔中各加入 100μl 抗-HBc-HRP），轻轻振荡 10 秒，混匀，置于 37℃温育 45 分钟。

5. 洗涤 同步骤 4。

6. 显色 在所有孔内加入底物液（TMB）100μl，轻轻震荡 10 秒，混匀。避光反应5～10 分钟。

7. 终止反应 每孔加入终止液 50μl，混匀。

8. 其他 用酶标仪单波长 450nm 测定各孔 A 值，记录结果。

【结果判定】

1. 临界值 COV（cut off value）的计算 临界值＝阴性对照 A 均值×2.1，阴性对照 A 均值大于 0.1 时应重新做实验，小于 0.05 时以 0.05 计算。

2. 阴性、阳性判定 待测血清 A 值＜COV 为 HBcAb 阳性；待测血清 A 值≥COV 为 HBcAb 阴性。

【注意事项】

溶血标本、污染细菌的标本及血液没有完全凝固的血清标本会影响结果的准确性。其余同双抗体夹心法。

【方法评价】

1. 该方法灵敏度高、特异性强、重复性好、无放射性污染；所用仪器价廉，易于普及；结果判断较客观，既适合于临床大规模筛查试验又可以用于少量标本的检测。

2. 此方法仅适用于个体的血清或血浆标本的检测，不适合于混合血清或血浆样本及其他体液标本。

3. 抗体竞争法的可靠性主要受竞争抗体的特异性和亲和力影响，但竞争用的抗体均为相应抗原免疫动物所得，与机体感染后产生的抗体存在差异，因此 HBeAb 和 HBcAb 的临床检测中常出现难以解释的结果，这与方法学固有的缺陷有关。

【临床应用】

竞争法可用于测定抗原和半抗原，也可以测定抗体。临床常用于 HBcAb 和 HBeAb 的检测。

【思考题】

比较 ELISA 间接法和竞争法检测抗体的原理有有何异同?

（秦　雪）

实验十六　免疫印迹试验

扫码“学一学”

扫码“看一看”

免疫印迹试验又称蛋白质印迹（western blot），是一种将高分辨率凝胶电泳和免疫化学分析技术相结合的一种技术。该技术具有分析容量大、敏感度高、特异性强等优点，是检测蛋白质特性、表达与分布的一种最常用的方法，如组织细胞抗原的定性定量检测。本实验以检测 P21 为例进行介绍。

【实验原理】

将提取的蛋白样本进行聚丙烯酰胺凝胶电泳，将不同蛋白组分分离，用电转移方法将凝胶中蛋白成分转移至固相载体（如 PVDF 膜、NC 膜）上，固相载体以非共价键形式吸附蛋白质，且能保持电泳分离的多肽类型及其生物学活性不变。以固相载体上的蛋白质或多肽作为抗原，与对应的抗体起免疫反应，再与酶或同位素标记的第二抗体起反应，经过底物显色或放射自显影以检测相应蛋白成分。

【主要试剂与器材】

1. 293T 细胞。

2. 细胞裂解液（含蛋白酶抑制剂）。

3. PBS 缓冲液。

4. 蛋白定量试剂盒（BCA）。

5. TBS - T 缓冲液（pH 8.0）Tris 20mmol/L，NaCl 100mmol/L，Tween - 20 0.1%。

6. 封闭液　5% BSA 的 TBS - T。

7. 琼脂。

8. SDS - PAGE 凝胶所需溶液：

A：分离胶：1.5mol/L Tris - HCl，0.4% SDS，pH 8.8；

B：浓缩胶：0.5mol/L Tirs - HCl，0.4% SDS，pH 6.8；

C：丙烯酰胺储存液：29g 丙烯酰胺，1g 甲叉双丙烯酰胺加适量蒸馏水溶解，可适当加热助溶，定容至 100ml，滤纸过滤；

D：过硫酸铵：10%（W/V）；

E：TEMED（N，N，N'，N' －四甲基乙二胺）。

9. 上样缓冲液（5×） Tirs－HCl（pH 6.8）100mmol/L，SDS 4%，甘油 20%，巯基乙醇 10%，溴酚蓝 0.2%。

10. 电泳缓冲液（5×） Tris 15.1g，甘氨酸 94g，10% SDS 90ml，加水至 1000ml。

11. 电转液 Tris 3g，甘氨酸 14.4，甲醇 100ml，加水至 1000ml。

12. GAPDH 抗体（鼠源）。

13. P21 抗体（鼠源）。

14. 二抗（兔抗鼠）。

15. ECL 显影液

16. 水平离心机、低温高速离心机、酶联免疫检测仪、玻璃板、电泳仪、电转仪、胶片、扫描仪。

【操作方法】

1. 细胞总蛋白样本制备

（1）刮取六孔板培养的 293T 细胞，800 转/分离心 5 分钟收集细胞。

（2）用细胞裂解液裂解细胞，用量为 10^7 个细胞/100μl，或每孔 100μl。冰上裂解 30 分钟

（3）于 4℃、12 000 转/分离心 15～20 分钟，吸取上清液用 BCA 法检测蛋白浓度

（4）分装：50μg/支，按比例加入 5×上样缓冲液，沸水浴变性 10 分钟，备用。

2. 蛋白浓度测定（按 BCA 试剂盒说明书进行定量测定）

（1）WR 溶液的配制 将 A 溶液和 B 溶液按 50:1 的比例混合。

（2）将 10μl 标准品和不同稀释倍数样品加入浓度测定板。

（3）每孔加入 200μl 配制好的试剂，吹打混匀。

（4）盖好平板，37℃孵育 30 分钟。

（5）取出冷却至室温。

（6）测定 570nm 的光吸收值，参考波长 630nm，根据标准品浓度和吸光值做标准曲线，计算样品的蛋白浓度。

3. SDS－PAGE

（1）选择合适的玻璃板擦拭干净、干燥待用。

（2）用现配置的 1.5% 琼脂封边后加入配制好的分离胶，留出浓缩胶所需空间（10% 分离胶：A 2ml，C 2.7ml，D 40μl，E 4μl，加水至 8ml）

（3）轻轻加入 1～3ml 去离子水覆盖胶上，待分离胶聚合完成后，倾出覆盖水层，用去离子水冲洗胶的顶部数次以除去未聚合的丙烯酚胺，用滤纸吸去胶顶部残存液体。配制浓缩胶，小心迅速注入分离胶上层，立刻插入干净的梳子，不能产生气泡，再加入浓缩胶溶液充满空隙，放置待凝。待浓缩胶聚合完全后，加入电泳缓冲液，小心拔出梳子。（5% 浓缩胶：B 0.5ml，C 0.33ml，D 10μl，E 2μl，加水至 2ml）

（4）将胶在恒压下预跑 30 分钟。

（5）将制备好的细胞总蛋白样品和蛋白 Marker，按次序上样，每孔上样量 50μg。未加样的样品孔中加入 1×上样缓冲液。以恒压由负极向正极电泳，在浓缩胶中电压为 80V。当溴酚蓝进入分离胶后电压增至 120V，继续电泳直到溴酚蓝到达分离胶底部，关闭电源，卸

下凝胶。

4. 转膜　免疫印迹凝胶要在转膜液中浸泡15分钟以上，再进行转膜。

（1）剪取与凝胶大小相同的一张PVDF膜和2张3mm滤纸，PVDF膜先用无水甲醇浸泡15秒后取出，去离子水中浸泡2分钟，然后电转液中浸泡5分钟。

（2）取出2张滤纸于电转液中浸泡30秒后置于半干转膜仪的阳极槽中，赶除气泡，然后加入若干毫升电转液使滤纸保持湿润。将PVDF膜做好标一记后置于其上，之后依次放置凝胶，2张滤纸，注意每层间不能有气泡，最后盖上负极盖子。

（3）接通电源，取恒流模式，根据PVDF膜面积设定电流，不超过0.8mA/cm^2，电转1.5小时左右，可根据蛋白大小调节转膜时间。

（4）电转好的样品膜用PBS洗1～2分钟，再用去离子水浸泡2分钟，置于含有5% BSA的TBST中室温轻摇封闭1小时。

（5）参照Marker位置，小心剪开膜，使内参GAPDH（37KD）和P21（21KD）分开。做好标记，区分正反面。

（6）将膜分别置于适当稀释倍数的一抗（用5% BSA的TBST稀释，内参1:（2000～10000），P21蛋白1:1000）室温轻摇1小时（或4℃过夜）。

（7）用TBST洗膜三次，每次5～10分钟。

（8）将膜置于偶联的二抗稀释液中室温轻摇1小时（或4℃反应过夜）。

（9）用TBST洗膜三次，每次5～10分钟，吸去膜上多余水分，将膜于ECL反应液中反应1分钟后，吸去膜上水份，将PVDF膜于暗室用X光片压片进行显影。

【结果判定】

将显影的胶片进行扫描，用凝胶图像处理系统分析目标带的分子量和净光密度值。同一样本P21灰度/内参灰度得出相对值，据此不同样本之间可做比较。

【注意事项】

1. 实际操作可用不同方式处理的细胞样本，便于比较。
2. 玻璃板需干燥后使用，否则可能影响制胶效果。
3. 插入梳子时需避免产生气泡，梳子下缘与分离胶上缘平行，相距约1cm左右。
4. TEMED可促进凝固，浓缩胶TEMED浓度高，凝固快，故需尽快插入梳子。
5. 不可用手直接触摸PVDF膜，可用镊子夹其边缘，或戴手套持其边缘。
6. 甲醇浸泡PVDF的作用是预激活。
7. 显影时间需依据荧光强弱调整，内参显影时间不可过长，否则条带过深。
8. 蛋白样本制备时，浓度越高越好，因高浓度样本加样体积相对小，条带会更清晰。
9. 除PVDF膜外，也可选择NC膜。
10. 如果目靶抗原不是磷酸化蛋白也可用5%的脱脂奶粉封闭。
11. 稀释后抗体用后可回收，存于4℃，可多次使用，一抗选择单抗，条带会比较特异。
12. 二抗常用的有兔源和鼠源的，可根据一抗选择。

【方法评价】

Western blot法结合了电泳的高分辨率和酶免疫测定的高敏感性和特异性，是一种能用于分析样本组分的免疫学测定方法。

1. 特异性强，敏感度高 可检测含量很低的特定蛋白组分。

2. 吸附蛋白能力强 PVDF膜和NC膜对蛋白抗原吸附能力强，一张膜即可保存大部分蛋白数据，干燥后可长期保存。但某些抗原印迹量不足也可导致检测结果不够明确，另外，杂质污染会导致背景不够清晰。

3. 膜可重复检测 膜条上结合的抗体、免疫探针可通过降低pH值、改变粒子强度等方法，洗去结合的抗体后，更换用第二探针进行分析检测。但二次检测质量会受影响。

【临床应用】

蛋白印迹是主要的分子生物学试验，用于对电泳分开的蛋白组分做定性或相对定量判断。目前临床应用相对较少，主要应用于科研领域。

【思考题】

1. 转膜完成后为何要进行封闭？
2. 如果遇到待测蛋白大小与内参相仿，该如何显影？

（周剑锁）

扫码“学一学”

实验十七　酶联免疫斑点试验

酶联免疫斑点检测技术（enzyme - linked immunospot assay，ELISPOT）是酶联免疫吸附技术（ELISA）与细胞培养技术充分结合而建立起来的一种可以在单细胞水平上检测特异性抗体或细胞因子（CK）的新型检测技术，该技术快捷简便，已经成为公认的抗原特异性T、B淋巴细胞免疫学研究的主流技术。本试验以结核感染T细胞检测试验（T - SPOT. TB）为例来介绍ELISPOT的检测原理、操作方法和用途。

【实验原理】

结核菌感染者体内存在结核菌特异性效应T细胞，效应T细胞在体外受特异性抗原刺激后会释放γ - 干扰素。T - SPOT. TB试验利用结核菌特异抗原刺激体外培养的外周血单个核细胞（PBMCs），通过酶联免疫斑点技术检测受试者体内是否存在特异性结核效应T细胞，从而判断该受试者是否感染结核杆菌。

将结核菌特异性纯化抗原和待检者PBMCs混合培养，刺激所有的致敏T细胞，T细胞分泌的γ-干扰素与预包被在反应孔膜上的特异性抗体反应，加入酶标抗体和底物液，在反应部位形成不溶性色素斑点，一个斑点代表一个特异性T细胞。

【主要试剂与器材】

1. PBMCs分离液。
2. 阳性质控　植物血凝素。
3. 碱性磷酸酶标记鼠抗人γ - 干扰素单抗　使用时用PBS缓冲液200倍稀释成抗体工作液。
4. 结核菌特异性纯化抗原（ESAT-6和CFP10）。
5. 显色底物液。
6. 8孔反应板条架、15ml离心管、生物安全柜、水平离心机（温控18～25℃）、显微镜、血细胞计数板、5% CO_2培养箱、移液器及消毒的加样吸头、ELISPOT读板仪或放大镜。

【操作方法】

1. 样本采集　无菌抽取 8ml 外周静脉血样本加至含有肝素抗凝剂的采血管中；样本采集后应尽快进行 PBMCs 分离，室温保存时间不应超过 4 小时，不得冷藏或冷冻。

2. PBMCs 的分离　采用密度梯度离心法分离 PBMCs，详细步骤参考第四单元实验二十七（外周血单个核细胞的分离）。

3. PBMCs 的收集与计数　T－SPOT. TB 实验要求每个检测孔含有 25 万个细胞，每个样本检测需要 4 个孔，每个检测孔都必须加入足够量的细胞。配制 PBMCs 标准溶液 500μl（每 100μl 含有 25 万个细胞）。

4. 细胞培养和检测

（1）试剂准备　取出试剂盒平衡至室温，按每个测定样本需微孔培养板 4 孔（依次为空白对照、测试孔 A 和测试孔 B、阳性质控对照）取出测试所需的微孔板条。

（2）加入 50μl 细胞培养液至空白对照孔内　加入 50μl 抗原 A 溶液至测试孔 A 内；加入 50μl 抗原 B 溶液至测试孔 B 内；加入 50μl 阳性质控至阳性质控对照孔内。

（3）每个孔加入 100μl PBMCs 终溶液，在 37℃，保持湿润的含有 5% 的 CO_2 培养箱中孵育 16～20 小时。

（4）从培养箱中取出培养板弃去细胞培养液，每个反应孔加入 200μl PBS 缓冲液，重复洗涤至少 3 次。

（5）每个反应孔加入 50μl 标记抗体工作液，2～8℃记孵育 1 小时。

（6）弃去标记抗体工作液，PBS 缓冲液重复洗涤至少 3 遍。

（7）每个反应孔加入 50μl 底物显色溶液室温孵育 7 分钟。用蒸馏水或去离子水彻底洗涤培养板终止反应。在通风处或 37℃蒸温箱干燥培养板。采用 ELISPOT 读板仪或放大镜记数每个反应孔内深蓝色清晰的斑点。

【结果判定】

根据抗原 A 或（和）抗原 B 孔的反应判断结果。

检测结果为“有反应性”，参照以下标准：

空白对照孔斑点数为 0～5 个时，（抗原 A 或抗原 B 孔的斑点数）－（空白对照孔斑点数）≥6 即为阳性。

空白对照孔斑点数为 6～10 个时，（抗原 A 或抗原 B 孔的斑点数）≥2 倍的斑（空白对照孔斑点数）即为阳性。

如果不符合上述标准且阳性质控对照孔正常时检测结果为“无反应性”。

【注意事项】

1. 注意无菌操作避免试剂、检测孔间、细胞悬液和细胞培养液的污染。

2. 不同的分离和洗涤技术、培养时间和（或）温度将会影响实际的操作结果，应当避免。

3. 室温保存和运输血液样本（18～25℃），不能冷冻或冷藏，从采集到检测不超过 4 小时。

4. 当操作人源性样本时应当注意，所有血液样本都有潜在的传染性。

【方法评价】

1. 优点

（1）可在单细胞水平检测淋巴细胞对特异性抗原的反应能力。

（2）可计数特异性抗原刺激下分泌性淋巴细胞产生的比例。

（3）有效、快速、灵敏度高，细胞因子的检测不易受非分泌细胞的干扰，比传统的ELISA和细胞内细胞因子染色法敏感20～200倍。

（4）支持大样本量检测。

2. 缺点

（1）比ELISA复杂费时，需严密控制实验条件，操作人员需特殊培训。

（2）ELISPOT只能检测到分泌型效应T细胞或B细胞产生的细胞因子或抗体，如果细胞为非分泌型活化细胞则难以检出。

（3）无法确认细胞因子或抗体的分泌量，只能利用计算机图像分析斑点的密度和数量粗略估计。

【临床应用】

ELISPOT技术为抗原表位筛查、抗原特异性T淋巴细胞鉴定和定量、T淋巴细胞受体功能亲和力研究以及疫苗效果评价等基础研究方面提供了极其重要的技术平台；同时，ELISPOT技术在临床中的应用也逐渐受到重视。现在，ELISPOT技术正在疾病诊断与鉴别诊断、患者免疫状态和治疗效果评价以及疾病预后判断等方面发挥着重要作用。如利用ELISPOT技术检测结核致敏T细胞筛查结核感染患者，利用ELISPOT技术监测肾移植受者体内供者人白细胞DR抗原肽通过间接呈递途径激活的T淋巴细胞反应性，利用ELISPOT技术评估肿瘤患者肿瘤抗原敏感性T杀伤细胞的免疫力。

【思考题】

1. 简述ELISPOT技术原理和特点。
2. ELISPOT技术和普通ELISA比较有何异同？

（黄建军）

扫码“学一学”

实验十八　酶免疫组织化学技术

酶免疫组织化学技术是应用酶标记抗体（抗原）检测细胞或组织标本中的抗原（抗体），催化底物发生显色反应，用显微镜观察标本中抗原（抗体）反应和定位，通过图像分析技术达到半定量或定量的目的。酶免疫组织化学技术包括酶标记抗体免疫组织化学技术和非标记抗体酶免疫组织化学技术两种类型。人类表皮生长因子受体2（human epidermal growth factor receptor 2，HER2）（又称c-erbB-2，HER2/neu）是目前国际公认的肿瘤标志物之一，在乳腺癌、卵巢癌和前列腺癌等肿瘤上过表达。本实验以乳腺癌组织中HER2抗原检测为例，介绍酶标记抗体免疫组织化学技术直接法。

【实验原理】

生物素标记的HER2抗体与组织标本上的抗原发生反应，加入可溶性亲和素-生物素-过氧化物酶复合物（ABC）。ABC与反应体系中的生物素化HER2抗体相遇后，未饱和的亲和素结合部位即与抗体上的生物素结合，形成抗原-抗体-ABC复合物，再加入显色剂显色。显微镜下观察标本中抗原抗体反应发生的部位以及所产生的颜色变化，确定待测抗原是否存在并估算含量。

【主要试剂与器材】

1. 抗原片　取组织标本做成4μm厚石蜡切片。

2. 生物素化HER2抗体、ABC复合物、二氨基联苯胺溶液（DAB）。

3. 阴性对照和阳性对照组织切片。

4. PBS缓冲液。

5. 无水乙醇、95%乙醇和70%乙醇。

6. 二甲苯。

7. 0.01mol/L柠檬酸盐缓冲液。

8. 0.1mol/L磷酸盐缓冲甘油封固剂。

9. 0.3% H_2O_2。

10. 10%牛血清白蛋白。

11. 显微镜、微波炉、微量加样器、试管、载玻片、染色缸和水浴锅等。

【操作方法】

1. 石蜡切片常规脱蜡和水化　将组织切片放入染色框中，二甲苯Ⅰ、Ⅱ和Ⅲ各15分钟脱蜡；在无水乙醇、95%乙醇和70%乙醇中各浸泡5分钟进行水化；最后用蒸馏水浸洗。

2. 抗原修复　在水浴锅中加热0.01mol/L柠檬酸盐缓冲液至95℃左右，放入组织片加热10～15分钟；PBS洗3次，每次3分钟。

3. 灭活内源性酶　用0.3% H_2O_2溶液作用15分钟；PBS洗3次，每次3分钟，甩干或用纸巾吸去多余液体，注意勿碰到组织。

4. 封闭　加10%牛血清白蛋白温育切片15分钟，阻断组织细胞与抗体的非特异性结合，减少背景染色。

5. 抗体孵育　加入合适浓度的生物素化HER2抗体于湿盒内37℃ 1～2小时或4℃过夜；PBS洗3次，每次3分钟。

6. 滴加ABC复合物　37℃ 30分钟；PBS洗3次，每次3分钟。

7. 显色　加入显色剂DAB 3～10分钟，在显微镜下观察显色程度控制显色时间，水冲洗。如需要可再做细胞核染色、酒精梯度脱水、二甲苯透明、封片及镜检。

【结果判断】

结果判定是0、1+、2+和3+

0：无染色或≤10%的浸润癌细胞呈现不完整的、微弱的细胞膜染色。

1+：>10%的浸润癌细胞呈现不完整的、微弱的细胞膜染色。

2+：>10%的浸润癌细胞呈现不完整和（或）弱至中等强度的细胞膜染色或≤10%的浸润癌细胞呈现强而完整的细胞膜染色。

3+：>10%的浸润癌细胞呈现强、完整、均匀的细胞膜染色。

【注意事项】

1. 所有滴加的液体均应全部覆盖切片上的组织。

2. 反应时应置于湿盒内，防止干燥。

3. 判读时应避开组织边缘及组织处理不佳（如明显挤压）的癌组织。

4. 抗原切片不宜过厚或太薄，避免染色结果过强或过弱。

5. 若出现细胞质或细胞核着色提示免疫组化染色效果不理想或组织处理不佳，建议优化染色条件或更换组织后再行染色。

【方法评价】

免疫组织化学技术是HER2抗原初筛最常用的方法。其优点在于操作简单、判读方便、价格低廉及便于保存。其劣势在于结果判断标准不一；石蜡包埋和甲醇固定可能造成假阴性或假阳性。

【临床应用】

1. 肿瘤良、恶性的诊断及鉴别诊断。
2. 确定肿瘤分期。
3. 判定细胞的属性，确定肿瘤的来源。
4. 确定药物治疗的靶点、评价药物治疗的疗效、预测药物治疗的反应。

【思考题】

如何减少非特异性背景染色？

（方　芳）

扫码“学一学”

实验十九　时间分辨荧光免疫测定

时间分辨荧光免疫测定（TRFIA）是以镧系元素标记抗原或抗体，与时间分辨测定技术相结合而建立起来的一种新型非放射性微量分析技术。新生儿刚出生后促甲状腺素（hTSH）浓度会迅速增加，数日后如果婴儿甲状腺功能正常，hTSH浓度将会稳定在一个较低的水平，此现象称为hTSH波动。新生儿血液中hTSH浓度升高是原发性甲状腺功能低下症最早的实验室指标。本实验以促甲状腺素为例介绍时间分辨荧光免疫测定。

【实验原理】

新生儿促甲状腺素测定的方法是时间分辨荧光免疫测定的固相双位点夹心法，其原理是：两个单克隆抗体（鼠源）分别针对hTSH分子上的两个独立的抗原决定簇（图19-1）。一种抗-βhTSH抗体包被在固相上（固相抗体），另一种抗-hTSH抗体用Eu^{3+}标记。含有hTSH的标准品、质控品和待测标本与针对hTSH-β亚基的特定抗原点位的固相抗体和测定缓冲液中Eu^{3+}标记单克隆抗体（针对部分位于β亚基、部分位于α亚基的另一个抗原点位）发生同步反应，形成固相抗体-抗原-Eu^{3+}标记抗体复合物，充分洗涤后加入增强液，将铕离子从标记抗体上解离到溶液中，与增强液中的组分形成强荧光螯合物，测定每个板孔的荧光强度，利用标准曲线查出待测样品的hTSH浓度。每个样品中的荧光强度与hTSH浓度成正比。

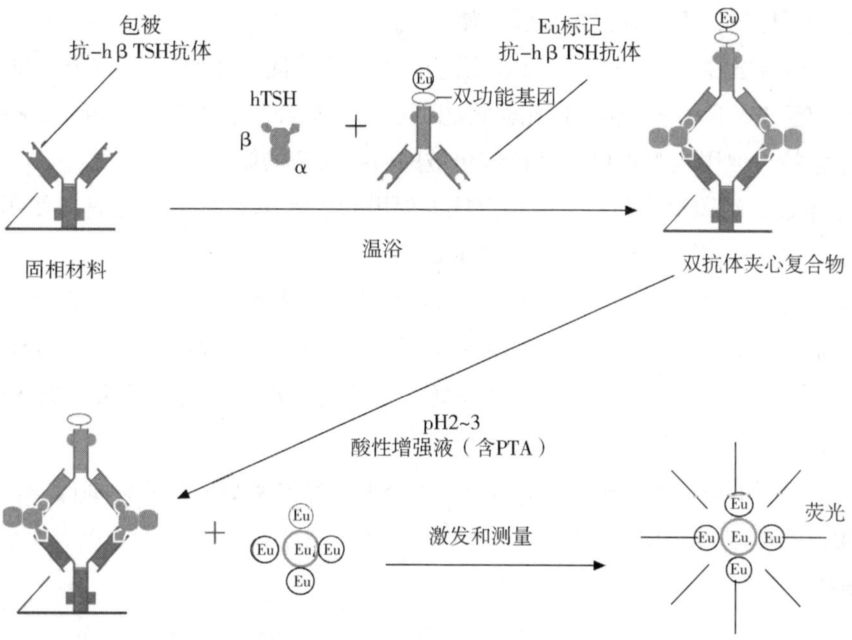

图 19－1　新生儿促甲状腺素检测原理

【主要试剂与器材】

1. 待测样品　新生儿全血

2. 新生儿促甲状腺素测定试剂盒

（1）人促甲状腺素 hTSH 标准品（2～8℃保存，防潮避光）

A：1μU/ml 全血；B：10μU/ml 全血；C：25μU/ml 全血；D：50μU/ml 全血；E：100μU/ml 全血；F：250μU/ml 全血。

（2）质控品　C1 为 15μU/ml 全血，C2 为 60μU/ml 全血

（3）铕示踪剂标记的小鼠抗人促甲状腺素单克隆抗体贮存液　示踪剂溶于含有牛血清白蛋白和小鼠 IgG 的三羟甲基氨基甲烷－盐酸（Tris-Hcl）缓冲盐溶液中（pH 7.8），并加＜0.1%的叠氮化钠作防腐剂。

（4）人促甲状腺素分析缓冲液　即三羟甲基氨基甲烷－盐酸（Tris-Hcl）缓冲盐溶液（pH 7.8），含有牛血清白蛋白、牛球蛋白、吐温-40（Tween-40）、PEG6000，惰性红色染料和＜0.1%的叠氮化钠作防腐剂。

（5）小鼠抗人促甲状腺素单克隆抗体包被的微孔板条　包被有针对 hTSH 分子的β亚基上的特定点位抗体。

3. 清洗液　临用前将浓缩清洗液用去离子水 25 倍稀释。

4. 增强液。

5. 稀释杯、移液器、吸头、酒精棉球、一次性无菌采血针、自动打孔仪或手动打孔器、自动振荡器。

6. 全自动时间分辨荧光免疫分析系统。

【操作方法】

1. 用酒精棉球局部消毒皮肤后，用一次性无菌采血针刺入新生儿（2～6 天内）足跟部，拭去第一滴血，轻轻将滤纸贴附于随后流出的大滴血上，使足量的血浸透在滤纸上，

浸满滤纸上的圆标记，水平放置于室温下使之风干。

2. 从冰箱中取出新生儿促甲状腺素测定试剂盒及待测标本恢复至室温（20～25℃），按计划填好记录表，用直径3mm打孔器将滤纸血片（标准品、质控品各双份，待测标本单份）打入小鼠抗人促甲状腺素单克隆抗体包被的微孔板条的微孔中。

3. 按板条数配制铕示踪剂标记的小鼠抗人促甲状腺素单克隆抗体溶液（使用前1小时准备），用连续加样器在每个板孔中加入200μl。

4. 置自动振荡器快速振荡10分钟后，密封微孔板放入6℃冰箱内静置孵育一夜。

5. 次日将微孔板从冰箱取出，先输入病人信息及编号，执行程序32 Neo TSH，然后将微孔板放入全自动时间分辨荧光免疫分析系统，仪器自动进行振荡、洗板、加TSH增强液后进行测试，完毕后自动打印实验数据及结果。

6. 以hTSH标准品的荧光强度为纵坐标、hTSH浓度为横坐标绘制标准曲线，根据待测样品的荧光强度在标准曲线上查出hTSH浓度。

【结果判定】

正常为<8.5μU/ml；边界值为8.5～18μU/ml；甲状腺功能减退为>18μU/ml。通常检测结果为边界值及甲状腺功能减退值的标本（≥8.5μU/ml）为筛查可疑阳性，需召回复查。

干血片hTSH的临界值在不同的测试方法和不同地区不同人群中都会有变化，因此，每个实验室应根据有代表性的标本群体建立自己的参考范围和临界值。

【注意事项】

1. 全血标本应直接从足跟采集到滤纸上，请勿使用含有EDTA或柠檬酸盐的管或毛细管采血，因为这些抗凝试剂会和铕发生螯合作用而影响测试。

2. 血标本水平放置于室温风干时，应避免直接光照。在干燥过程中不要加热标本或把标本叠放在一起。

3. 不要将不同批号的试剂混用，不要使用过期试剂，不要重复使用示踪剂小瓶。

4. 避免铕污染和其导致的强荧光背景，更换增强液瓶时，需小心操作，不要接触管路。

【方法评价】

TRFIA方法特异性强，灵敏度高，简单快速，标准曲线范围宽（跨越4～5个数量级），标记结合物稳定，无放射性污染，是具有发展前途的超微量物质免疫分析技术，但TRFIA易受多种因素影响：①样品血片未均匀浸润；②样品收集或样品晾干时操作不正确；③因样品受热受潮而不能洗脱；④血片滤纸受排泄物污染；⑤样品中嗜异性抗体；⑥EDTA或柠檬酸盐对铕的螯合作用。

【临床应用】

临床用于辅助诊断先天性甲状腺功能减退症，医生需结合其他临床数据进行确诊。此实验的临界值可以区分甲状腺功能正常和减退的新生儿。此外，时间分辨荧光免疫测定还应用于如下几方面。

1. 免疫学中的应用 用于各种细胞因子、补体的测定。

2. 分子生物学的应用 稀土元素标记探针技术用于检测HIV、检测前列腺特异性抗原（PSA）的mRNA、腺病毒DNA、肺炎链球菌DNA和主要组织相容性抗原（HLA）的等位基因等。

3. 肿瘤学中的应用　各种肿瘤标志物的定量检测。

4. 微生物学中的应用　主要用于各种病毒和细菌的抗原抗体检测。

5. 内分泌学中的应用　各种激素水平的定量检测。

【思考题】

1. 简述时间分辨荧光免疫法测定新生儿促甲状腺素的原理。
2. 简述时间分辨荧光免疫试验的临床应用。

（曾常茜）

扫码“学一学”

实验二十　荧光偏振免疫分析

荧光偏振免疫分析（fluorescence polarization immunoassay，FPIA）用偏振光激发标记物，利用结合竞争免疫原理，可以快速检测激素肿瘤标志物、维生素和多种治疗药物浓度。本实验以检测血清丙戊酸为例介绍荧光偏振免疫测定分析。

【实验原理】

荧光物质在溶液中被单一平面的偏振光（波长485nm）照射后可吸收光能进入激发态，在回复基态时可产生另一单一平面的偏振发射荧光（波长525nm），该荧光强度与荧光标记物质在溶液中旋转的速度与分子大小呈反比。标本中丙戊酸与荧光素标记的丙戊酸竞争结合限定量的丙戊酸抗体。当标本中丙戊酸抗原浓度高时，大部分丙戊酸抗体与之结合，而荧光素标记的丙戊酸处于游离状态，因其分子小，在液相中旋转的速度较快，从而测得的荧光偏振强度也较低。通过校准曲线经计算机系统换算可测定标本中丙戊酸的浓度。

【主要试剂与器材】

1. AxSym 发光免疫分析仪。

2. AxSym 丙戊酸测定试剂盒　试剂盒组分有：①试剂瓶 1（14. 5ml/瓶）：羊多克隆丙戊酸抗体、磷酸盐缓冲液、蛋白稳定剂、叠氮钠；②试剂瓶 2 预处理液（8. 6ml/瓶）：含表面活性剂的 TRIS 缓冲液、叠氮钠；③试剂瓶 3（15. 1ml/瓶）：荧光素标记的丙戊酸、含表面活性剂的 TRIS 缓冲液、叠氮钠。

3. 其他试剂与用品　①探针清洗液：220ml/瓶，含 2% 羟化四乙胺；②4 号液：Line 稀释液 10L/瓶，含 0. 1mol/L 磷酸盐缓冲液、叠氮钠和抗生素；③RV 杯、一次性使用样品杯等。

【操作方法】

1. 制作校准曲线　更换试剂批号、仪器进行全面保养、仪器校准、仪器的重要部件更换后、室内质控失控需要校准时，应对该批试剂进行一次校准。

（1）校准品。

（2）校准类型和校准点数目　非线性模式，仪器根据校准曲线卡片数据（4 参数对数拟合曲线）自动建立校准曲线。

表 20－1　校准曲线建立

校准点	A	B	C	D	E	F
浓度（μg/ml）	0	12.5	25.0	50.0	100	150
量（ml/瓶）	6	4	4	4	4	4

2. 标本检测步骤　检测的阶段步骤：装载试剂→进行校准→质控测定→输入检测项目→加载标本→标本测定→结果复核→报告。具体操作步骤参照 AxSym 型自动免疫分析仪标准操作规程。

【技术流程】

现以 AxSYM 高效能全自动免疫分析仪为例荧光偏振免疫分析系统的基本技术流程（图 20－1）。

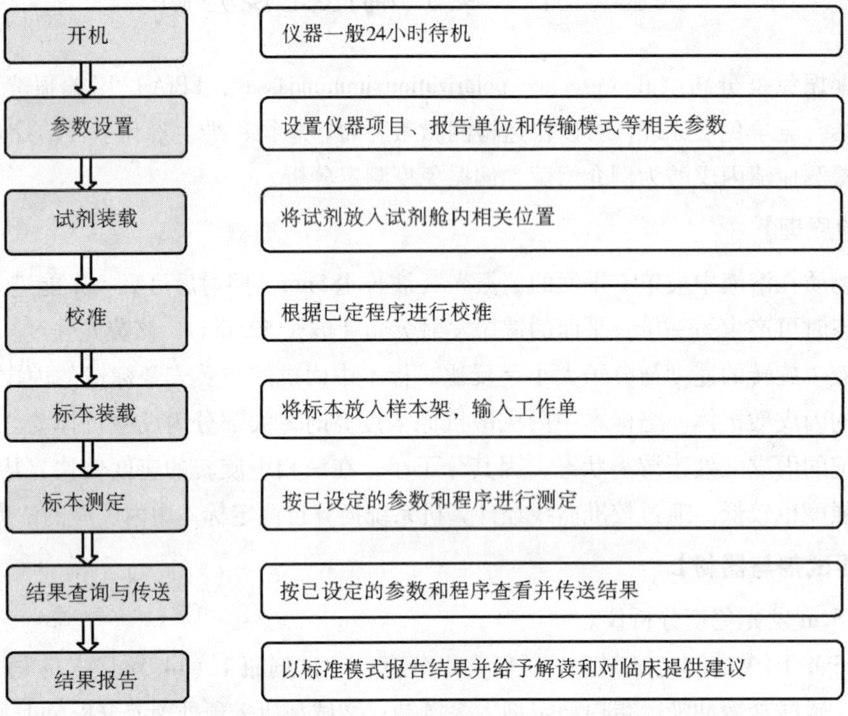

图 20－1　荧光偏振免疫分析系统基本技术流程图

【结果判定】

仪器根据校准曲线自动给出每个标本测定结果。报告单位：μg/ml。

检测结果＞150μg/ml 时，可选择仪器自动稀释模式，设置自动稀释标本 4 倍，重新检测，仪器自动乘上稀释倍数，计算结果；检测结果＞600μg/ml 时，可用校准品 A 手工稀释标本 10 倍后，重新检测，结果需乘上手工稀释倍数。

参考范围：50～100μg/ml。

【方法评价】

1. 精密度　用 3 份丙戊酸浓度分别为 37.5μg/ml、75.0μg/ml、125.0μg/ml 的人血清标本，根据 NCCLS EP5－T2 检测（共得 80 个数据），结果 CV 值均＜5%。

2. 可报告范围　1.05～150.00μg/ml。

3. 最低检出限　0.70μg/ml。

4. 方法的干扰因素　癫痫患者血中高浓度的丙戊酸代谢产物可引起交叉反应，在丙戊酸治疗浓度 50～100μg/ml 范围，主要代谢产物（3-酮-丙戊酸）16μg/ml 至少可致 10% 误差；其他代谢产物：3-羟基-丙戊酸、4-羟基-丙戊酸、5-羟基-丙戊酸、4-对-丙戊酸、2-丙基-戊二酸等亦可引起交叉反应，导致丙戊酸检测敏感度降低。

5. 准确性　用荧光偏振免疫分析法分别在 AxSym 和 TDx/TDxFLx 上检测 100 例标本的丙戊酸浓度，经回归分析，两者相关系数为 0.983、斜率为 1.00、截距为 -0.01。AxSym 上检测的标本丙戊酸浓度范围：0.96～151.44μg/ml。

6. 回收率　分别在人血清标本和缓冲液中，加入浓度为 15.0、30.0、60.0、105.0、135.0μg/ml 丙戊酸，检测丙戊酸浓度并计算回收率。平均回收率为 98.3±2.0%。

【临床应用】

FPIA 最适宜检测小分子物质，常用于药物、激素的测定。

【思考题】

1. 简述荧光偏振免疫测定法检测血清地高辛的原理。
2. 荧光偏振免疫测定法检测血清地高辛的方法学性能指标有哪些？

（曾常茜）

实验二十一　化学发光免疫分析

扫码“学一学”

化学发光免疫分析（chemiluminescence immunassay，CLIA）是化学发光与免疫反应相结合，用于检测微量抗原或抗体的一种新型标记免疫分析技术。根据化学发光免疫分析中反应体系及标记物的不同，可分为直接化学发光免疫分析、化学发光酶免疫分析以及电化学发光免疫分析三种类型。本实验以体外定量测定人血清或血浆中的促甲状腺激素（TSH）为例介绍直接化学发光免疫分析。

【实验原理】

待检标本与 β-TSH 抗体包被的顺磁微粒子混合，待检标本中的 TSH 与 TSH 抗体包被的顺磁微粒子结合。加入吖啶酯标记 α-TSH 抗体结合物后，形成 β-TSH 抗体-TSH-吖啶酯标记 α-TSH 抗体复合物。在氧化剂（H_2O_2）和碱性条件下，吖啶酯分解、发光，集光器和光电倍增管接收、记录单位时间内所产生的光子能，以相对发光单位（RLUs）表示。待检标本中的 TSH 含量与光学系统检测到的 RLUs 成正比，根据标准曲线即可计算出待检标本中 TSH 的含量。

【主要试剂与仪器】

1. 试剂　ARCHITECT i 配套 TSH 测定试剂盒：①微粒子（6.6ml/100 测试）：β-TSH 抗体（小鼠，单克隆）包被的微粒子，储存于含有蛋白（牛）稳定剂的三羟甲基氨基甲烷（Tris）缓冲液中；②结合物（5.9ml/100 测试）：吖啶酯标记的 α-TSH 抗体（小鼠，单克隆）结合物，储存于含有蛋白（牛）稳定剂的 2-(N-吗啡啉) 乙磺酸（MES）缓冲液中；③TSH 项目稀释液（8.0ml）：储存于 Tris 缓冲液中。

2. 其他试剂及用品　①TSH 校准品；②TSH 质控品；③预激发液和激发液；④清洗缓

冲液；⑤样本稀释液（磷酸盐缓冲液）；⑥反应杯等一次性材料。

3. 仪器 ARCHITECT i 系统。

【操作方法】

1. 开机 仪器 24 小时待机，无需开关电源操作。

2. 样本检测步骤 参数设置→试剂装载→试剂校准→质控测试→编辑标本位置及检测项目→加载样本→标本测定→结果复核→报告结果。详细操作步骤参见 ARCHITECT i 全自动化学发光免疫分析仪标准操作规程。

【技术流程】

以 ARCHITECT i 化学发光免疫分析仪为例介绍化学发光免疫分析系统基本技术流程（图 21 – 1）。

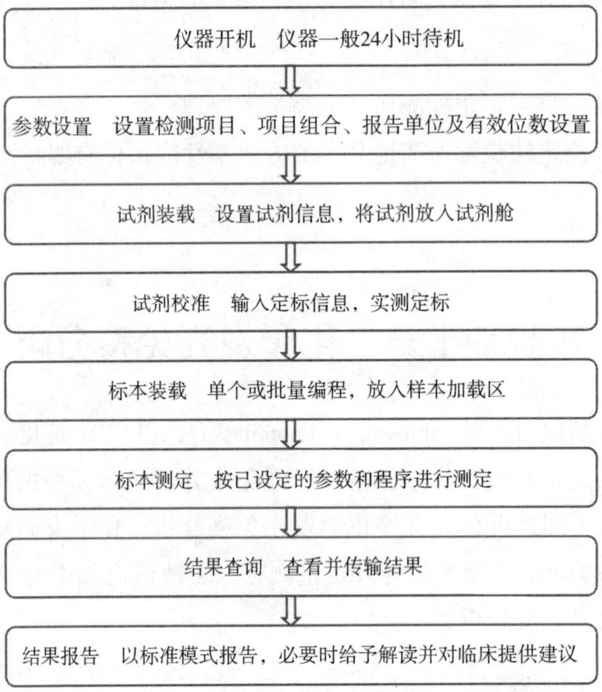

图 21 – 1　化学发光免疫分析系统基本技术流程

【结果判定】

1. 仪器通过检测每个标本的光强度，根据标准曲线自动给出每个标本检测结果。

2. 报告单位　μIU/ml。

3. 检测结果 > 100 μIU/ml 时，可以选用手工稀释程序或自动稀释程序进行稀释后重新检测，稀释比例为 1∶10，仪器自动乘以稀释倍数，得出结果。

4. 正常值范围　0.35 ~ 4.94 μIU/ml。

【注意事项】

1. 标本应新鲜，严重脂血、溶血或污染均会影响检测结果。

2. 试剂盒应在有效期内使用，定期校准或试剂盒批号更换时校准。

3. 每天进行室内质控以保证检测结果的准确性。

【方法评价】

1. 精密度　使用两个批号的试剂，对三个缓冲液检测盘（1、2、3）和三个经处理的人血清检测盘（4、5、6）在ARCHITECT i系统进行检测，每天在两个不同的时间段分别检测两次，共检测20天，分析结果表明总CV≤10%。

2. 灵敏度　ARCHITECT i系统检测TSH项目的灵敏度为≤0.01μIU/ml。

3. 检验方法的局限性　①接受小鼠单克隆抗体制剂诊断或治疗的患者，其样本中可能含有人抗小鼠抗体（HAMA），检测此类样本时，检测值会假性升高或降低；②含有颗粒物质或红细胞的样本在检测前必须进行离心；③由于TSH水平较低或检测不到而怀疑为甲状腺功能亢进时，应通过附加甲状腺功能检查并结合其他临床资料进行验证。④TSH检测结果与临床症状不符时，需要通过附加实验来验证检验结果；⑤人血清中的异嗜性抗体可与试剂中的免疫球蛋白发生反应，干扰体外免疫测定。

【临床应用】

1. 检测各种激素，如甲状腺激素、性激素、肾上腺和垂体激素。

2. 检测各种肿瘤标志物，如AFP、CEA、PSA、fPSA、CA19－9、CA125、CA15－3等。

3. 检测某些感染性疾病的病原体血清标志物，如HBsAg、抗HBs、抗HBc、HBeAg、抗-HBe、抗-HIV1/2、抗-HCV等。

4. 心血管疾病，如肌酸激酶（CK）、肌酸激酶同工酶（CK-MB）、肌红蛋白、肌钙蛋白I。

5. 糖尿病，如胰岛素、血清C－肽等。

6. 其他，如贫血因子、产前筛查、过敏性疾病、治疗药物监测及骨代谢等。

【思考题】

1. 简述ARCHITECT i系统检测TSH的原理。

2. 简述直接化学发光免疫分析的临床应用。

（曾常茜）

实验二十二　胶体金免疫层析试验

扫码“学一学”

胶体金免疫技术（colloidal gold immunoassay）是以胶体金作为示踪标记物或显色剂，应用于抗原抗体反应的一种标记免疫测定技术，主要包括斑点免疫金渗滤试验（dot immunogold filtration assay，DIGFA）和斑点免疫金层析试验（dot immunogold chromatographic assay，DICA）。DICA是以硝酸纤维素膜为载体，将胶体金标记技术和蛋白质层析技术结合起来的快速固相膜免疫分析技术，方法类型有夹心法、抑制法和间接法。本实验以尿HCG的检测为例介绍胶体金免疫层析试验。

【实验原理】

HCG是由α和β两个亚基组成的糖蛋白，图22－1示G区包被有胶体金标记抗β-HCG抗体（鼠源），T区包被有抗α-HCG抗体（兔源）。C区包被有羊抗鼠IgG抗体。测试时在A区滴加尿液（或将A区浸入尿液），通过层析作用，尿液向B区移动，流经G区时

将胶体金标记的抗 β-HCG 复溶，若尿液中含 HCG，即结合形成胶体金抗 β-HCG-HCG 复合物；继续移行至 T 区时，HCG 复合物与抗 α-HCG 结合，形成胶体金抗 β-HCG-HCG-抗 α-HCG 复合物，胶体金抗 β-HCG 被固定下来，在 T 区显示红色线条，为阳性反应；多余的胶体金抗 β-HCG 继续移行至 C 区时，被羊抗鼠 IgG（二抗）捕获，显示质控线条。

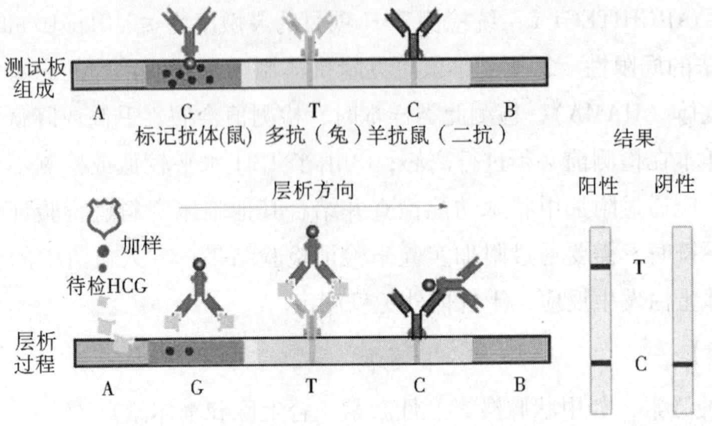

图 22-1 免疫层析试验双抗夹心法原理示意图

【主要试剂与器材】

1. 待检样本 孕妇尿液。

2. 尿杯。

3. 商品化早早孕胶体金诊断试纸条。

【操作方法】

1. 取出试纸条平衡至室温。

2. 撕开试纸条袋，取出试纸条，将试纸按箭头方向插入尿液样本中。注意：试纸条插入液面深度不可超过 MAX 标志线。

3. 5 秒后取出平放于干净平整的台面上。

4. 5 分钟时目测观察结果，10 分钟后判读无效。

【结果判定】

1. 阳性（+） 出现两条紫红色条带。分别位于测试区（T）和质控区（C）。提示尿液中含有 HCG。

2. 阴性（-） 仅在质控区（C）出现一条紫红色条带，测试区（T）内不出现条带。提示尿液中检测不出 HCG。

3. 无效 质控区（C）不出现条带，提示实验失败或试纸无效。

【注意事项】

1. 取出试纸条后，勿将试纸条久置于空气中，以免受潮影响结果可靠性。

2. 避免试纸条插入尿液过深，液面不得超过试纸条的 MAX 线。

3. 当 HCG 浓度很高时，检测线颜色可能偏浅，属于正常现象。

4. 若发现试纸条检测结果无效，应仔细检查实验操作是否规范，并用新试纸条重新检测，如果仍出现相同结果，应立即停止使用该批号产品，换用新批号试纸条重新检测。

5. 若检测结果可疑，应选用阳性样本做对照实验，必要时选用其他方法证实。

6. 若检测结果为阴性，仍怀疑有受孕可能，可在 48～72 小时后重新收集晨尿再次检测。

7. 子宫肌瘤、葡萄胎或更年期，因尿液中 HCG 含量较高，也可能出现阳性结果。

【方法评价】

1. 胶体金免疫层析试验操作简单、快速，可单份测定。

2. 无需任何仪器设备，试剂稳定、便于保存和运输、应用范围广，样本用量少，特别适用于急诊检验、现场检验、家庭检验及需要大面积推广的筛查项目的检验等，是即时检验的主要手段之一。

3. 制备简便，开发成本低。

4. 缺点是不能对待测物质进行准确定量，仅限于检测正常体液中不存在或特殊情况下异常增高的物质。灵敏度低，不能自动记录结果、不能高通量。

【临床应用】

DIGA 是特别适合于床旁检验需求的检测项目。近年来国内外已研发的商品化试剂品种多达数十种，涵盖激素（如 HCG、LH、FSH 等）、肿瘤标志物（如 AFP、CEA 等）、感染类疾病相关的抗原抗体（如乙肝五项、HCV 抗体、HIV 抗体、TP 抗体等）、心血管疾病标志物（如肌钙蛋白、肌红蛋白等）以及毒品（如吗啡、可卡因等）、食品安全和动物疾病诊断等。

【思考题】

1. 请解释当 HCG 浓度很高时，检测线颜色偏浅的原因。

2. 请设计胶体金法试剂，满足临床需要一次加样分别检测出 HIV 抗体和 HIV-P24 抗原的需求。

（周剑锁）

实验二十三　荧光层析技术

扫码“学一学”

荧光层析技术是以硝酸纤维素膜为载体，将荧光免疫技术和蛋白质层析技术结合起来的快速固相膜标记免疫分析技术。此技术不仅操作简便、检测快速，而且可以通过检测荧光信号实现对结果的定量分析。本实验以 C 反应蛋白（CRP）的检测为例介绍荧光层析技术。

【实验原理】

检测卡上有荧光微球偶联 CRP 单克隆抗体以及 CRP 捕获单克隆抗体。检测过程中，样本中的 CRP 可与标记垫上的荧光微球偶联 CRP 单克隆抗体结合，形成抗原-抗体复合物微球。在毛细管作用下，抗原-抗体复合物微球层析至硝酸纤维素膜上的检测带，被包被在检测带的 CRP 捕获单克隆抗体捕获，形成“双抗体夹心”复合物微球。多余未参加反应的荧光微球则继续层析至控制带（图 23-1）。荧光免疫分析仪可自动对检测带结合的荧光微球进行激发，测量荧光信号并分析计算样本中 CRP 的浓度。

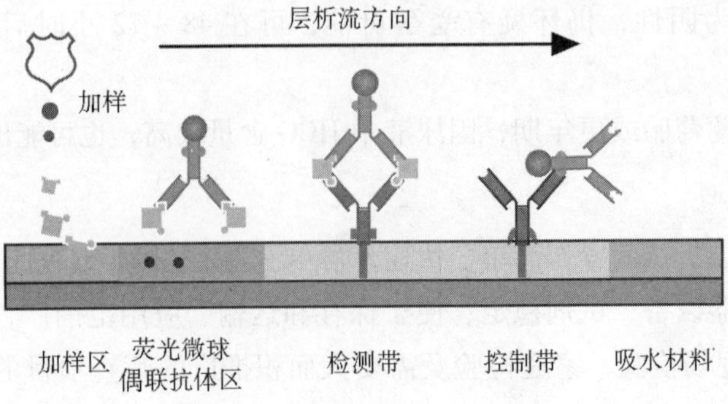

图 23－1　荧光层析原理示意图

【主要试剂与器材】

1. 待检样本。
2. 商品化 C 反应蛋白检测试剂盒。
3. 荧光免疫分析仪。
4. 滴管。

【操作方法】

1. 将检测卡、样本检测液和样本平衡至室温。
2. 打开铝箔袋，取出检测卡，放置在洁净的水平台面上。
3. 将样本与样本检测液混匀后，用滴管取两滴垂直滴加在检测卡的加样孔。
4. 室温放置 5 分钟后，将检测卡插入荧光免疫分析仪检测。
5. 仪器将自动扫描检测卡，测试结果应在 1 分钟内读取。

【结果判定】

1. 荧光免疫分析仪屏幕显示 CRP 结果，单位：mg/L。
2. 参考值　hsCRP < 1.0mg/L，CRP < 10mg/L。

【注意事项】

1. 检测温度以 15～30℃，湿度 40%～60% 为最佳。
2. 检测卡、样本检测液和样本均应平衡至室温方可进行检测。
3. 打开铝箔袋后，应尽快进行检测，避免受潮影响结果的准确性。
4. 溶血、脂血样本可能会影响检测结果的准确性。

【方法评价】

荧光层析技术检测灵敏度高，检测范围宽，不仅保留了胶体金免疫层析技术操作简便、检测快速等优点，还通过荧光技术实现了对分析物的定量检测。其试剂易于保存和运输，特别适用于急诊检验、现场检验及大样本筛查等。

【临床应用】

荧光层析技术特别适合即时检验（POCT），一般在 15～30 分钟以内即可完成整个测试。目前国内外已研发出的商品化试剂已多达数十种，项目涵盖心血管疾病标志物（cTnI、NT-proBNP、CK-MB、D-Dimer、CRP 等）、感染类疾病标志物（PCT 等）及肾损伤标志物（mAlb、CysC、NGAL、β_2-MG 等）等方面。

【思考题】

1. 检测卡从铝箔袋中取出后时间过长可能会导致结果不准确，分析其可能原因。
2. 荧光层析技术与胶体金免疫层析技术有何异同，比较各自方法学性能的优劣。

（于　洋）

扫码“学一学”

实验二十四　循环增强荧光免疫分析

循环增强荧光免疫分析（cyclic enhanced fluorescent immunoassay，CEFIA）是近年来新兴的一种标记免疫检测技术。CEFIA 以石英探针作为检测载体，在其端部包被捕获抗体，通过探针浸入测试条上的各个微孔，完成与被测样本中目标抗原的结合以及后续的检测步骤。CEFIA 通过控制反应时间和调整循环次数，实现了对宽浓度范围项目的精准检测。本实验以人绒毛膜促性腺激素 β 亚单位（β-HCG）检测为例介绍 CEFIA。

【实验原理】

CEFIA 以包被 β-HCG 捕获抗体的石英探针作为生物传感器，以装有干燥后的样本稀释液、生物素化鼠抗人 β-HCG 抗体（信号抗体）、链霉亲和素-Cy5 荧光素（Cy5-SA）及洗涤液的测试条（图 24－1）作为反应主体。检测过程中，循环增强荧光免疫分析仪自动吸取稀释液加入到必要的试剂孔中，并将探针运送至样本孔，使探针上包被的捕获抗体与待检样本中的 β-HCG 结合；完成清洗后，再将探针送至信号抗体孔，使探针上的捕获抗体－抗原复合物与信号抗体形成“双抗体夹心”复合物；完成清洗后，探针被运送至荧光信号孔，使 Cy5-SA 与复合物上的生物素结合。检测时，分析仪通过 635nm 的光照射探针激发产生 670nm 的荧光，荧光信号强度与 β-HCG 浓度成正比。分析仪读取荧光信号，将其转换成数字信号，再通过标准曲线将数字信号转换为被测物的浓度。若荧光信号值较低，分析仪可通过探针与信号抗体、Cy5-SA 及洗涤液的多次捕获、反应和清洗流程，对同一样本进行多次反应，不断增强荧光信号，这种循环标记反应可不断重复而进一步放大信号。

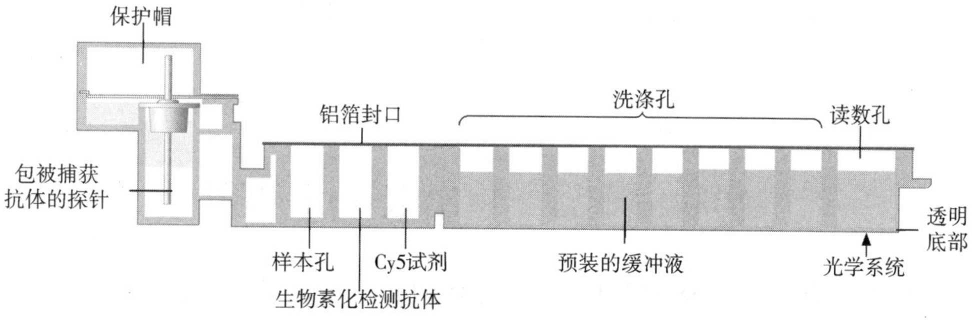

图 24－1　循环增强荧光免疫分析测试条示意图

【主要试剂与器材】

1. 待检样本。
2. 商品化人绒毛膜促性腺激素 β 亚单位检测试剂盒（循环增强荧光免疫法）。
3. 循环增强荧光免疫分析仪。

【操作方法】

1. 准备好待测样本。取出测试条，平衡至室温（18～25℃）。

2. 将试剂条封膜面朝上放入托盘中固定，再放入循环增强荧光免疫分析仪中进行开孔。

3. 取出开孔后的试剂条，将样本和洗涤液按照 1:25 的加样比例（血浆或血清）或者 1:15的加样比例（全血样本）加入试剂孔 1 中；分别吸取 120μl 洗涤液至试剂孔 2、3 中。

4. 输入 β-HCG 项目运行参数，并启动开始进行检测。

【结果判定】

1. 循环增强荧光免疫分析仪输出荧光信号值，并根据定标曲线转化为浓度值。

2. 参考范围　5 IU/L。

【注意事项】

1. 试剂盒在使用前应平衡至室温，严格控制每步反应的时间和温度。

2. 如手动加样，加样操作应快速准确、手法一致，加样器应保持垂直、慢吸快打，不要使溶液粘到孔壁上，尽量缩短加样时间。

【方法评价】

CEFIA 操作简单、快速，可单份测定。其敏感性高，检测区间宽，特别适合于低浓度项目和宽浓度范围项目的检测。测试条上的各孔包含了完成免疫检测所需要的全部试剂成分，可以通过探针浸入试剂条上各个微孔，完成与被测样本中目标抗原的结合以及后续的检测步骤，实现了无液流检测，从而简化了仪器，降低了维护成本。

【临床应用】

目前，CEFIA 已研发的商品化试剂已涵盖激素（如 β－HCG 等）、感染类疾病标志物（如 PCT、IL－6、CRP 等）、心血管疾病标志物（cTnI、CK－MB、D－Dimer、Myo、NT－proBNP、BNP 等）等方面。

【思考题】

1. 说明循环增强荧光免疫分析可通过哪几种途径放大检测信号？

2. 说明循环增强荧光免疫分析是否可以在一定程度上避免钩状效应？

（于　洋）

实验二十五　检出限评价实验

扫码“学一学”

ISO15189 补充文件 CNAS－CL39《医学实验室质量和能力认可准则在临床免疫学定性检验领域的应用说明》要求，免疫学定性试验应进行性能验证，至少包括检出限和符合率。CNAS－CL39 规定，实验室应对厂商建立的检测项目的检出限进行验证。本实验以 CLSI 于 2004 年发布的《确定检出限与定量检出限方案》即 EP17－A 文件为参考，介绍检出限验证的方法，因为检出限与空白限有关联，所以两者都要验证。

检出限（Limit of detection，LOD）在 EP17－A 文件中是指样本中可被检测到的最低分析物浓度，可以在规定的可能性条件下予以检出，但还不能量化为一个确切的值。空白限（Limit of blank，LOB）在 EP17－A 文件中是指在规定的条件下，空白样品被观察到的最大检测结果。

【实验方案】

1. 数据依据　实验室从试剂说明书或试剂批检报告获得厂商建立的 LOB 值和 LOD 值。

2. 空白限验证　对空白样品（阴性血清或阴性质控）进行 20 次重复测定，记录吸光度值（A 值），如果 85% 的数据小于厂商声明的 LOB 的 A 值，则验证通过，可直接使用厂商声明的 LOB。

3. 检出限验证　将低值标准物质（质控物或校准物）用阴性血清稀释至厂商给定的 LOD 浓度值水平，进行 20 次重复测定，记录吸光度值（A 值），如果 85% 的数据大于厂商声明的 LOB 的 A 值，则验证通过，可直接使用厂商声明的 LOD。

本实验以验证某厂商 ELISA 法测定 HBsAg 的 LOB（吸光度为 0.10）、LOD（0.2IU/ml）为例，进行检出限评价。

【主要试剂与器材】

1. 样本　HBsAg 阴性血清样本。

2. 质控物　HBsAg 质控物，1IU/ml，用阴性血清按 1:4 稀释至 0.2 IU/ml。

3. 试剂　ELISA 法检测 HBsAg 试剂盒、HBsAg 阴性和阳性对照。

4. 器材　酶标仪、洗板机、恒温箱、精密移液器等。

【操作方法】

1. 试剂准备　从冷藏冰箱取出试剂盒，室温平衡 30 分钟，取出微孔条置于微孔板上。将浓缩洗涤液用去离子水稀释 20 倍。

2. 编号　将样品对应微孔板按序号编号，设阴性对照 3 孔，阳性对照 2 孔，空白对照 1 孔。

3. 加样　在相应孔中分别加入待测样品、阴性对照、阳性对照各 100μl，轻轻振荡混匀。

4. 温育　用封板膜封板并置于 37℃ 温育 60 分钟。

5. 加酶　每孔加入酶标试剂 50μl（空白除外），轻轻振荡混匀。

6. 温育　用封板膜封板并置于 37℃ 温育 30 分钟。

7. 洗板　洗板机洗涤 5 次后拍干，待用。

8. 显色　每孔加入显色剂 A、B 液各 50μl，轻轻振荡混匀，室温，避光显色 30 分钟。

9. 测定　每孔加入终止液 50μl，轻轻振荡混匀，10 分钟内检测结果。酶标仪测定波长为 450nm 单波长或 450nm/600～650nm 双波长，测定各孔吸光度 A 值。

10. 结果记录　表 25－1。

表 25－1　HBsAg 检出限验证结果记录表

	1	2	3	4	5	6	7	8	9	10	11	12	13	14	15	16	17	18	19	20
阴性样本 A 值																				
低浓度样本 A 值																				

【结果判定】

厂商 LOB 的 A 值为 0.1，将上述两组数据分别与该值比较。

1. 空白限验证结果　计数阴性样本 A 值小于 0.1 的个数 N_1，$N_1/20\times100\%\geq85\%$ 为验

证合格。

2. 检出限验证结果 计数低浓度样本 A 值大于 0.1 的个数 N_2，$N_2/20\times100\%\geqslant85\%$ 为验证合格。

3. 有效性判定 两者验证均合格，则厂商声明的 LOD 有效。

【注意事项】

1. 阴性对照孔 A 值应≤0.10，阳性对照孔 A 值应≥0.80，否则试验无效。

2. 样本要求 样本无溶血、无重度脂血、无悬浮物、无凝块等；样本在室温平衡 30 分钟以上，冷冻样品实验前需混匀。

3. 严格按照操作程序执行，内部对照与外部质控结果均符合要求，实验结果才有效。

4. 每个项目每年至少做一次评价，更换试剂厂商和批号时，应重新评价。

5. ELISA 试验操作程序，应以所用试剂说明书为准。

【方法评价】

LOB 是基于零浓度基础，用于区分该检测方法从无到有的分析能力；LOD 是基于低浓度基础，是用于说明本方法能准确定量分析的最低分析浓度的能力。本实验以 EP17－A 文件为主要依据，对免疫定性检验项目进行性能评价，结合临床实际情况，操作简便，易于理解。在低浓度样本的选择上，最好购买与 LOD 值相同的标准品，省去稀释步骤，减少实验误差。本实验是验证厂商建立的 LOD，如果验证不合格，应联系厂商解决或建立自己的 LOD。

【临床应用】

检出限是评价免疫学定性试验性能的一项重要指标，是用于评价一个检测系统能够检出的最低实际浓度，但此值不是一个确切的值，接近该值的结果有较大的不确定度，与低值阳性质控品结合使用，可提高灰区测定结果的可靠性，所以检出限对检测结果在低浓度时对疾病诊疗有重要意义的项目非常重要，如法医中的毒物、药物浓度、促甲状腺激素、肌钙蛋白等。

【思考题】

1. 何为检出限？何为空白限？

2. 检出限在免疫定性检验中的意义是什么？

（李海侠）

实验二十六　符合率评价实验

扫码“学一学”

根据 CNAS－GL038《临床免疫学定性检验程序性能验证指南》的要求，临床免疫学定性检验程序的分析性能参数一般包括：符合率、精密度、检出限、临界值、抗干扰能力、血清与血浆结果一致性等。符合率是指试验结果与预期结果之间的一致性。本实验以 ELISA 法测定 HBsAg 为例进行符合率评价。

【实验方案】

购买国家标准血清盘或采集临床诊断明确的阴阳性样本各 20 份，按照标准检测程序进行测定，结果判读，资料统计，按表 26 – 1 计算阳性符合率、阴性符合率和总符合率。

表 26 – 1　试验符合率评价数据表

试验结果	预期结果		合计
	阳性	阴性	
阳性	a	b	a + b
阴性	c	d	c + d
合计	a + c	b + d	a + b + c + d

阳性符合率 $= \frac{a}{a+c} \times 100\%$ ，表示试验真阳性数占预期阳性数的百分数。

阴性符合率 $= \frac{d}{b+d} \times 100\%$ ，表示试验真阴性数占预期阴性数的百分数。

总符合率 $= \frac{a+d}{a+b+c+d} \times 100\%$ ，表示试验真阳性、真阴性数之和占试验总数的百分数。

以上三个数据均≥80%，为验证合格。

【主要试剂与器材】

1. 样本　HBsAg 阳性样本 20 份（包含至少 10 份浓度在 cut-off 值和 2～4 倍 cut-off 值之间的弱阳性样本，1 份极高值阳性样本）；HBsAg 阴性样本 20 份（包含至少 10 份其他标志物阳性的样本）。

2. 试剂　ELISA 法检测 HBsAg 试剂盒、HBsAg 阴、阳性质控物。

3. 器材　酶标仪、洗板机、温箱、精密移液器等。

【操作方法】

1. 试剂准备　从冷藏冰箱取出试剂盒，室温平衡 30 分钟，取出微孔条置于微孔板上。将浓缩洗涤液用去离子水稀释 20 倍。

2. 编号　将样品对应微孔板按序号编号，设阴性对照 3 孔，阳性对照 2 孔，空白对照 1 孔。

3. 加样　在相应孔中分别加入待测样品、阴性对照、阳性对照各 100μl，轻轻振荡混匀。

4. 温育　用封板膜封板并置于 37℃温育 60 分钟。

5. 加酶　每孔加入酶标试剂 50μl（空白除外），轻轻振荡混匀。

6. 温育　用封板膜封板并置于 37℃温育 30 分钟。

7. 洗板　洗板机洗涤 5 次后拍干，待用。

8. 显色　每孔加入显色剂 A、B 液各 50μl，轻轻振荡混匀，室温，避光显色 30 分钟。

9. 测定　每孔加入终止液 50μl，轻轻振荡混匀，10 分钟内检测结果。酶标仪测定波长为 450nm 单波长或 450nm/600～650nm 双波长，测定各孔吸光度 A 值。

【结果判定】

1. 计算 Cut-off 值　Cut-off 值 = 阴性对照孔 *A* 均值 ×2.1（阴性对照孔 A 值 <0.05，按 0.05 计，A 值 >0.05 按实际值计）。

2. 结果判定　样品 A 值 < Cut-off 值为阴性，样品 A 值≥Cut-off 值为阳性。

3. 计算

阳性符合率 = 真阳性结果数 /20 × 100% ；

阴性符合率 = 真阴性结果数 /20 × 100% ；

总符合率 =（真阳性结果数 + 真阴性结果数）/40 × 100% 。

4. 结论 以上三个数据≥80%，为验证符合。

【注意事项】

1. 阴性对照孔 A 值应≤0.10，阳性对照孔 A 值应≥0.80，否则试验无效。

2. 样本要求无溶血、无重度脂血、无悬浮物、无凝块等；样本在室温平衡 30 分钟以上，冷冻样品实验前需混匀。

3. ELISA 试验操作程序应以所用试剂说明书为准。

【方法评价】

在 WS/T 494－2017《临床定性免疫检验重要常规项目分析质量要求》中，免疫定性试验应做符合率验证，但未提供标准方法。试验结果与预期结果相比较而得出的阳性符合率和阴性符合率，与敏感性和特异性相比，具有两个主要的缺陷。第一，“符合”不等于“正确”。两种检测方法可能高度符合但是敏感性和特异性都很低。相反，两种检测方法不符合也并不意味着待评价试剂是错误的而比较方法是正确的。第二，符合率受检测人群的分析物的阳性率影响。通常，两种试剂在分析物阴性的人群中的符合率与分析物阳性人群中的符合率是不同的，因此，即使其他条件不变，只要改变研究人群中分析物阳性和阴性的比例，两种试剂的符合率就会产生改变。有些临床实验室以室间质量评价“靶值”为真值，计算符合率，可省去实验环节，直接进行数据计算，简便快捷。本实验采用临床诊断明确的乙肝患者（携带者）阳性样本，非乙肝患者（携带者）阴性样本，比以质控品或质评物为样本的实验方法的影响因素少些，但是“临床诊断明确的样本”获取有难度。

【临床应用】

符合率是评价免疫定性试验性能的一项重要指标，其目的是评价其准确性，当诊断准确度标准不明确时，可采用评估方法符合率的方式来实现符合率的验证，包括用候选方法评估已知能力验证或室间质评的样本以及不同方法学或/和相同方法学在不同实验室之间的比对。每个项目每年至少做一次符合率评价，更换试剂厂商时，应评价其符合率。

扫码“练一练”

【思考题】

1. 符合率评价的标准是什么？

2. 本实验的样本来源是什么？

（李海侠）

第四单元　免疫细胞的分离与功能测定

免疫细胞的分离及其数量和功能的测定，是临床检验和免疫学研究中的基本技术之一。免疫细胞的分离技术很多，应根据免疫细胞自身特点和实验室条件选择最切合实际的分离方法，力求简便可行，并能获得高纯度、高得率、高活力的细胞；临床上通常根据各类免疫细胞表面标志物及生物学特性的不同而采用相应的检测技术进行免疫细胞数量和功能的测定，借此判断机体的免疫功能。本单元主要介绍淋巴细胞的分离和功能测定、吞噬细胞的测定以及细胞因子的检测。

实验二十七　外周血单个核细胞的分离

扫码“学一学”

外周血单个核细胞（peripheral blood mononuclear cells，PBMCs），包括淋巴细胞和单核细胞，是免疫学实验中最常用的细胞群。获取高纯度高活力的 PBMC 是进一步分离纯化 T、B 淋巴细胞的基础，是开展免疫细胞检验的重要前提条件。采用得最多的，也是最简便实用的方法是密度梯度离心法。

【实验原理】

因为血液中各种有形成分的比重存在差异，分离人外周血单个核细胞时，利用比重为 1.077、近于等渗的淋巴细胞分层液作密度梯度离心，各种血液成分将按密度梯度重新聚集，因而得以分离。聚蔗糖 - 泛影葡胺（Ficoll-Hypaque）分层液组成为：2 份 6% 聚蔗糖与 1 份 34% 泛影葡胺生理盐水（F/H）混合形成分层液，其比重是 1.077 ± 0.002，红细胞比重为 1.093，粒细胞比重为 1.092，均大于分层液，同时因红细胞遇到 ficoll-hypaque 而凝集成串钱状而易沉积，离心后均沉于管底；血小板因密度小（1.030 ~ 1.035）而悬浮于血浆中，唯有与分层液密度相当的单个核细胞（1.075 ~ 1.090）密集在血浆层和分层液的界面中，呈白膜状，吸取该层细胞经洗涤，离心重悬，可获得高纯度的 PBMC。

【主要试剂与器材】

1. 待检样本　新鲜（4 小时内）外周血，置抗凝管内。

2. PBS、Hank's 液（无钙、镁离子）、小牛血清、RPMI-1640、比重 1.077 ± 0.002 的聚蔗糖 - 泛影葡胺（商品名为淋巴细胞分离液）及 0.2% 台盼蓝染液（用生理盐水配制）。

3. 离心管、毛细吸管、血细胞计数板、水平式离心机。

【操作方法】

1. 将抗凝血以 Hank's 液或 PBS 做适当稀释（多以 1∶1 稀释）。

2. 在离心管中加入淋巴细胞分离液，以等比例加入上述稀释血液，加入的方式是：将稀释血用滴管沿管壁缓慢叠加在分层液上面，使离心管中血液和分层液有水平界面。20 ~ 25℃，2000 转/分水平离心 20 分钟。

3. 离心后管内分为三层，上层为血浆和 Hank's 液，下层主要为红细胞和粒细胞。中层为淋巴细胞分离液，在上、中层界面处有一层以单个核细胞为主的白色云雾层狭窄带（图 27－1）。

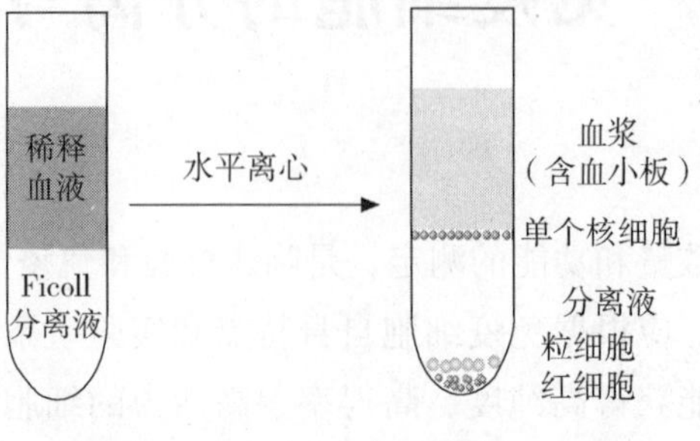

图 27－1　离心前、后分层情况示意图

4. 用毛细吸管插到云雾层，吸取单个核细胞层。置入另一离心管中，加入 5 倍体积的 Hank's 液或 RPMI-1640，2000 转/分离心 10 分钟，如此洗涤细胞 2～3 次。

5. 细胞计数　末次离心后，弃上清，加入 1ml 含有 10% 小牛血清的 RPMI-1640 液体培养基，重悬细胞。取一滴细胞悬液与一滴 0.2% 台盼蓝染液混合，注入血细胞计数板，于血细胞计数板上，计数四个大方格内的细胞总数。

$$\text{单个核细胞浓度（细胞数/ml 细胞悬液）} = \frac{\text{4 个大方格内细胞总数}}{4} \times 10^4 \times 2 \text{（稀释倍数）}$$

6. 细胞活力检测　0.2% 台盼蓝染液染色后镜检，死的细胞可被染成蓝色，活细胞不着色。计数 200 个淋巴细胞。计算出活细胞百分率。

$$\text{活细胞百分率} = \frac{\text{活细胞数}}{\text{总细胞数}} \times 100\%$$

7. 收获的细胞可用于淋巴细胞的进一步分选或其他实验。

【注意事项】

1. 实验中使用的抗凝剂以枸橼酸钠或者柠檬酸钠效果为好。若用肝素方法抗凝，效果欠佳，因为肝素抗凝后交界层混浊，边缘欠清，影响吸取单个核细胞层。

2. 如果制备的单个核细胞悬液用于细胞培养时，上述操作过程都要在无菌条件下进行，所用器材、试剂都应为无菌。

3. 将血液稀释可降低血液黏稠度和红细胞的聚集，提高 PBMCs 的收获量。

4. 温度变化影响分层液的密度，影响细胞的收获率和纯度。离心温度只能在 20～25℃，离心温度过高细胞容易死亡或破坏，过低分层效果不好。

5. 不宜使用角离心机，应用水平离心机。

6. 每毫升外周血可获得 1×10^6 个 PBMCs。

7. 上述方法适用分离人外周血 PBMCs，小鼠、兔等动物淋巴细胞比重与人不同，要分离其 PBMCs 需配制不同比例的聚蔗糖和泛影葡胺或相应密度的 percoll。

【方法评价】

免疫细胞的分离方法很多，主要是根据细胞表面标志、理化性状以及功能等方面的差异而设计的。采用何种方法，应根据实验的目的及所需细胞的种类、纯度及数量等要求来确定。分离细胞选用的方法应力求简便可行，收获细胞后应尽量保持其活性，保证较高的纯度和较高的获得率。

随着技术的进步，许多高水平方法引进了细胞分离技术，如流式细胞仪等。但常规的密度梯度离心法分离外周血单个核细胞技术依然因其简单、快捷、实用、成本低、对实验室及其设备要求不高、能广泛推广等优势，而被广泛使用。

【临床意义】

常规的密度梯度离心法分离外周血单个核细胞技术所分离的细胞，在临床上既可直接用于淋巴细胞转化实验等，更可以作为免疫磁珠、流式细胞仪等技术分离细胞前必不可少的基础准备和细胞富集，用于更精细的细胞学诊断，如白血病、淋巴瘤的诊断等。

【思考题】

1. 什么是外周血单个核细胞？分离外周血单个核细胞意义何在？
2. 为何常用密度为 1.077 ±0.002 的分层液分离人单个核细胞？
3. 利用密度梯度离心法分离人外周血单个核细胞，为何要将血液样品进行适当稀释，并要叠加于分层液上？

（张　冉）

实验二十八　T 细胞及其亚群的分离

扫码“学一学”

扫码“看一看”

T 细胞是参与机体细胞免疫应答的关键成员，其功能及活化机制等方面的研究一直是免疫学研究的热点。T 细胞可分为多个亚群，分别通过不同的作用机制参与机体的免疫应答，特别是 T 细胞及其亚群的分离是进行细胞免疫检测的基础，因此，T 细胞的分离和纯化显得尤为重要。目前 T 细胞的分离方法主要有尼龙毛柱分离法、免疫磁珠分离法、流式细胞仪分离法等。其中免疫磁珠分选法是近年应用较为广泛的一种细胞分选方法。本实验以分离小鼠脾脏中 CD4$^+$CD25$^+$ 调节性 T 细胞为例介绍免疫磁珠法，此部分内容还可作为人、鼠等种属的不同组织中 T 细胞亚群磁珠分离实验的参考。

【实验原理】

将抗 T 细胞亚群或者非 T 细胞表面标志物的单克隆抗体交联于磁性微球表面形成免疫磁珠，加入待分离单细胞悬液中，被免疫磁珠标记的单克隆抗体与单细胞悬液中对应细胞表面抗原特异性结合，形成抗体抗原复合物。在磁场的作用下，结合免疫磁珠的细胞被固定滞留，未结合的细胞不在磁场中停留而被洗脱。免疫磁珠法分正选法和负选法。正选法指磁珠结合的细胞就是所要分离获得的细胞；负选法指磁珠结合的细胞为不需要细胞。本实验首先利用生物素化的 CD4 阴性混合抗体［CD8a（Ly-2）、CD11b（Mac-1）、CD45R（B220）、CD49b（DX5）、Ter-119 抗体］、藻红蛋白（PE）-抗 CD25 抗体与脾脏单细胞悬液共孵育，再加入抗生物素包被磁性微球，利用负选法原理去除 CD4 阴性细胞群，获得 CD4$^+$T 细胞；然后，再加入抗 PE 抗体包被磁性微球，利用正选法原理分选即可获得 CD4$^+$CD25$^+$ 调节性 T 细胞。分选获得的调节性 T 细胞的纯度和得率可通过流式抗体染色后由流式细胞仪检测分析。

【主要试剂与器材】

1. 标本　待分选的小鼠脾脏单细胞悬液。

2. 生物素化的 CD4 阴性混合抗体［CD8a（Ly－2）、CD11b（Mac－1）、CD45R（B220）、CD49b（DX5）、Ter-119 抗体］、抗生物素包被磁性微球。

3. PE-抗 CD25 抗体和抗 PE 抗体包被磁性微球。

4. MACS 分选器、分选柱（LD、MS）。

5. 流式细胞仪。

6. 离心机、EP（eppendorf）管、细胞计数板、显微镜、毛细吸管等。

7. 0.2% 台盼蓝染液。

8. 缓冲液　PBS＋0.05% 新生牛血清＋2mmol/L EDTA，pH 7.2。

【操作方法】

1. 样本准备　脾脏可通过组织单细胞分离器制备为单细胞悬液；取 10μl 单细胞悬液于细胞计数板上，显微镜下计数 4 个大方格内的细胞总数。

2. 非 $CD4^+$T 细胞的磁珠标记和 $CD25^+$ 细胞的荧光标记　将细胞悬液移至 1.5ml EP 管中，以 300 转/分的速度离心 10 分钟，弃上清；加入缓冲液重悬细胞悬液（40μl 缓冲液/10^7 细胞数）；加入生物素化的 CD4 阴性混合抗体（10μl 混合物/10^7 细胞数），充分混匀，在 4～8℃孵育 10 分钟；加入 30μl 缓冲液，20μl 抗生物素包被磁性微球和 10μl PE-抗 CD25 抗体（按 10^7 细胞数换算加入的试剂体积），充分混匀，避光 4～8℃孵育 15 分钟；用 1ml 缓冲液洗涤细胞，以 300 转/分的速度离心 10 分钟，弃上清；加入 500μl 缓冲液重悬细胞。

3. 非 $CD4^+$T 细胞的去除分选　将 LD 分选柱放置在分选器的磁场中，以 2ml 缓冲液漂洗分选柱，再将 500μl 细胞悬液加入分选柱中；再用 1ml 缓冲液冲洗分选柱，收集流出液，流出液为 $CD4^+$T 细胞，重复该操作 2 次以获得更多的 $CD4^+$T 细胞。

4. $CD25^+$ 细胞的磁珠标记　以 300 转/分的速度离心 10 分钟，弃上清；加入 90μl 缓冲液重悬 $CD4^+$T 细胞悬液；加入 10μl 抗 PE 抗体包被磁性微球，充分混匀，避光 4～8℃孵育 15 分钟（按 10^7 细胞数换算加入的试剂体积）；用 1ml 缓冲液洗涤细胞，以 300 转/分的速度离心 10 分钟，弃上清；加入 500μl 缓冲液重悬细胞备用。

5. $CD4^+CD25^+$ 调节性 T 细胞的正分选　将 MS 分选柱放置在分选器的磁场中，以 500μl 缓冲液漂洗分选柱，再将 500μl 细胞悬液加入分选柱中；再用 500μl 缓冲液冲洗分选柱，重复操作 3 次。自分选器中取出分选柱，用 1ml 缓冲液加压冲洗分离柱，收集流出液，此为 $CD4^+CD25^+$ 调节性 T 细胞。用一个新的分选柱重复以上步骤以获取更多的 $CD4^+CD25^+$ 调节性 T 细胞。

6. 细胞活力检测　细胞纯化前后分别取 15μl 细胞悬液与等体积台盼蓝溶液混合，显微镜下观察，不着色、发亮者为活细胞，着色胀大者为死细胞，计算 200 个细胞中活细胞的百分率。

7. 流式细胞仪分析 $CD4^+CD25^+$ 调节性 T 细胞的纯度和得率　调整细胞浓度为 1×10^6/ml，细胞测定管中加入细胞悬液 50μl，再加入 5μl CD4-FITC、CD25-PE 或 Foxp3-APC（作为可选项），充分混匀，避光孵育 30 分钟。对照管中加入细胞悬液 50μl，加入 5μl IgG1-FITC、IgM-PE 或 IgG2a-APC（作为可选项）充分混匀，避光孵育 30 分钟，流式细胞仪检测结果。

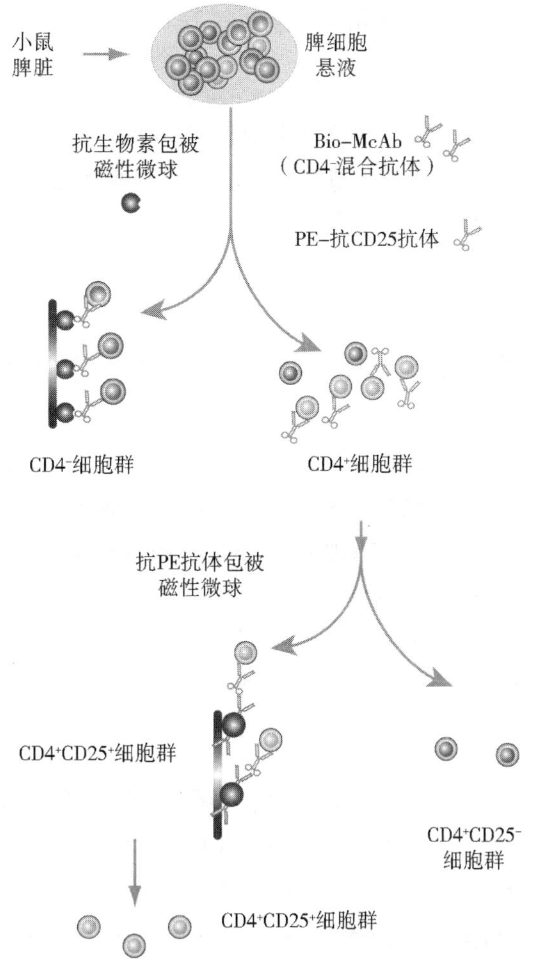

图 28－1 免疫磁珠法分选 $CD4^+CD25^+$ 调节性 T 细胞的实验流程图

【结果判定】

显微镜下观察计数 $CD4^+CD25^+$ 调节性 T 细胞经台盼蓝染色后的活细胞百分率。

流式细胞仪分析和计算 $CD4^+CD25^+$ 调节性 T 细胞纯度和得率。

【注意事项】

1. 细胞标记时要掌握温度和时间，避免非特异性标记。
2. 细胞悬液加入分离柱滤过时，应避免形成气泡或干柱。必要时需要在过滤前用 30μm 尼龙滤网过滤细胞悬液。
3. 分离过程中，试剂应先预冷，细胞尽量保持在低温状态。

【方法评价】

免疫磁珠分选法简便易行，可在无菌条件下进行，细胞丢失少，获得细胞纯度高，且细胞活力较强，对细胞损伤少，缺点是价格较贵且无法同时分选多种 T 细胞亚群。

【临床应用】

用于分选 $CD4^+CD25^+$ 调节性 T 细胞，作为后续的免疫机制研究的基础。与树突状细胞共培养实验，研究树突状细胞在体外诱导耐受和在体内过继转移后的启动作用。过继转移实验分析在半抗原特异性耐受诱导和诱导过程中调节性 T 细胞的作用。组学测序研究调节性 T 细胞差异基因的转录表达、疾病相关克隆性和 TCR 基因重排多样性。

【思考题】

1. 免疫磁珠法分选 $CD4^+CD25^+$ 调节性 T 细胞的原理?

2. 免疫磁珠法分选 $CD4^+CD25^+$ 调节性 T 细胞具有哪些优点?

（黄　健　石　彬）

扫码"学一学"

实验二十九　T 细胞的分类计数

T 细胞是抗原特异性淋巴细胞，来源于造血组织。T 淋巴细胞随血液循环到胸腺，在胸腺激素等的作用下发育成熟。当受抗原刺激后，T 淋巴细胞即转化为淋巴母细胞，再分化为致敏 T 淋巴细胞，参与细胞免疫，其功能主要是抗胞内感染、清除肿瘤细胞、清除异体细胞或者凋亡细胞等。T 细胞及其亚群的数量、比例和功能在免疫缺陷、自身免疫、肿瘤等疾病状况下将发生改变，检测 T 细胞及其亚群的变化有助于了解机体的免疫状态。本实验介绍流式细胞术（FCM）检测 T 细胞及其亚群的分类计数。

【实验原理】

采集 EDTA 抗凝静脉血，挑选不同荧光素标记的 CD3、CD4、CD8 McAb，共同孵育（染色），通过流式细胞仪检测 T 细胞表面 CD3、CD4、CD8 分子阳性表达的细胞，分析数据可对 $CD3^+$T 细胞、$CD3^+CD4^+$ 和 $CD3^+CD8^+$T 细胞亚群进行分类，计数总 T（$CD3^+$）细胞和各 T 细胞亚群（$CD3^+CD4^+$、$CD3^+CD8^+$T）的绝对数量以及所占的百分比，并得出 CD4/CD8 的比值。

【主要试剂与器材】

1. 荧光素标记的鼠抗人 CD 分子单克隆抗体　CD4-FITC、CD8-PE、CD3-PerCP，据不同类型的流式细胞仪而定。

2. 红细胞裂解液。

3. PBS。

4. 流式细胞仪、水平离心机、流式专用进样管、移液器等。

【操作方法】

1. 选择不同荧光素标记的单克隆抗体（CD4-FITC，CD8-PE、CD3-PerCP），加入流式专用进样管中。检测多荧光标记样品需要调节荧光补偿，可另取 4 支流式专用进样管，分别加入 PBS 和 3 种不同荧光标记的抗体。

2. 取 EDTA 抗凝静脉血 100μl，加到上述流式专用进样管底部。

3. 轻轻震荡混匀，室温（18～25℃）避光染色 15 分钟。

4. 加入红细胞裂解液 2ml，轻轻震荡混匀，室温放置 10 分钟。

5. 1500 转/分离心 5 分钟，弃上清液，再用 PBS 洗涤 2 次，加入 0.3～0.5ml PBS 重悬细胞。

6. 先通过检测单个荧光素标记抗体染色的样品管，调节 FCM 分析方案的荧光补偿，再逐一检测待测样品，并用专用软件分析。

【结果判定】

以阳性细胞绝对值或者百分比表示：在检测T细胞总数时，计数$CD3^+$T细胞的绝对值或者百分比，再分析$CD3^+CD4^+$T细胞和$CD3^+CD8^+$T绝对值或者百分比。正常人外周血中$CD3^+$T细胞占淋巴细胞总数的60%～80%；$CD3^+CD4^+$T细胞为35%～55%，$CD3^+CD8^+$T细胞20%～30%；$CD4^+/CD8^+$细胞比值为1.5～2.0。

【注意事项】

1. 要注意试验前对所用流式细胞仪的机型及配置有一个清楚的了解。
2. 要注意试验中所选择的荧光抗体的特点，在数据分析时才能灵活应用。
3. 要注意流式数据分析时的设门策略（反复练习和优化）。
4. 要注意试验结果判定标准的一致性和标准化（数据的可比性）。

【方法评价】

检测细胞亚群的方法很多，但FCM具有检测速度快、测量指标多、采集数量大（通常检测1万个以上的细胞）、分析全面、方法灵活等特点，是普通免疫荧光显微镜技术无法比拟的。虽然存在仪器昂贵、试剂价格偏高、样品不能长期保存等缺点，但该方法敏感性高、省时、结果准确客观，在临床检验工作中应用日益增加。

【临床意义】

通过T淋巴细胞亚群的检测可了解在不同情况下体内免疫功能状态，辅助临床疾病的诊断，探索疾病的发病机理、病程、预后，监测、指导临床治疗方案。

1. 总T淋巴细胞可以结合总B淋巴细胞来判断某些免疫缺陷和自身免疫性疾病。

2. $CD4^+$和$CD8^+$T细胞有助于监测患有免疫缺陷疾病（如SCID、AIDS的病人体内$CD4^+$细胞亚群的百分率相对降低，而$CD8^+$群体的百分率相对升高），自身免疫性疾病（如在SLE病人中，$CD8^+$淋巴细胞的相对百分比往往会降低，但当使用类固醇药物治疗时，也可能上升。在急性GVHD和移植排斥中，$CD8^+$淋巴细胞所占的比例有可能在正常人的范围之外）

3. $CD8^+$T细胞增高，见于病毒（HBV、CMV、EB病毒等）或胞内寄生菌（结核分枝杆菌等）感染。$CD8^+$T细胞增高降低，见于先天或后天的细胞免疫缺陷，例如胸腺发育不良、严重的联合免疫缺陷和糖尿病。

4. $CD4^+/CD8^+$的比值可以评价自身免疫失调或被怀疑是免疫失调或已知患有免疫缺陷的患者的免疫状态，此外，这一比值还可用来监测骨髓移植患者以免受到急性GVHD的攻击。CD4/CD8升高见于自身免疫性疾病，如类风湿性关节炎、SLE；CD4/CD8降低见于病毒感染、恶性肿瘤、再生障碍性贫血等。此外，恶性肿瘤患者术前CD4/CD8比值低而术后比值恢复正常。当发生癌转移时，CD3 、CD4细胞数明显减少的同时CD8细胞数明显增多，CD4/ CD8比值明显降低，提示恶性肿瘤患者晚期细胞免疫功能更低，预后更差。

【思考题】

1. 人外周血T淋巴细胞总数和$CD4^+$阳性细胞与$CD8^+$细胞的比值分别为多少？
2. 简要概括FCM分析T淋巴细胞亚群的原理。
3. FCM技术分析淋巴细胞亚群有哪些优点？

（段相国）

扫码“学一学”

扫码“看一看”

实验三十　T细胞增殖试验

T细胞在适应性免疫应答中起核心作用，不但介导细胞免疫应答，在胸腺依赖性抗原诱导的体液应答中亦发挥重要的辅助作用。当T淋巴细胞受到特异性抗原或非特异性有丝分裂原刺激后，可出现淋巴细胞增殖现象，淋巴细胞增殖能力或转化率的高低，可反映机体细胞免疫水平。因此，检测T淋巴细胞增殖功能可了解机体免疫功能，并有助于某些疾病的辅助诊断、疗效观察及科研分析。T细胞增殖试验的方法有形态学方法、MTT比色法和^{3}H-胸腺嘧啶核苷（^{3}H-TdR）掺入法等，可根据不同的实验条件及实验目的进行选择。

一、形态学方法

【实验原理】

T淋巴细胞在体外培养过程中，受到有丝分裂原（如PHA）刺激后，可向淋巴母细胞转化，细胞表现为体积增大、胞质增加而浅染、出现空泡、核仁明显、核染色质疏松，部分细胞出现有丝分裂。将细胞制片、染色，在显微镜下观察细胞转化的形态，计数转化细胞的百分率，可反映机体的细胞免疫功能。

【主要试剂与器材】

1. 标本　肝素抗凝人外周静脉血。
2. RPMI-1640培养液（pH7.2～7.4）。
3. PHA用RPMI-1640培养液配成500～10000μg/ml。
4. 姬姆萨（Giemsa）染液。
5. 固定液（甲醇与冰醋酸按9∶1混合）。
6. CO_2培养箱、超净台、离心机、计数器及显微镜、细胞培养瓶等。

【操作方法】

1. 取肝素抗凝血0.2ml，注入预先加有1.8ml RPMI-1640培养液的培养瓶内，同时加入PHA（100μg/ml）0.1ml，对照瓶内不加PHA。混匀后置37℃ 5% CO_2培养箱内培养3天，期间每天旋转摇匀一次。
2. 培养结束，2500转/分离心10分钟，弃上清，沉淀加5ml固定液，室温作用5分钟。
3. 2000转/分离心10分钟，弃上清，留0.2ml沉淀细胞推片、干燥。
4. 姬姆萨染液染色10～20分钟，水洗，干燥。
5. 油镜计数200个淋巴细胞中转化细胞的数量，计算转化率。

【结果判定】

1. 未转化细胞（成熟淋巴细胞）与转化细胞（包括淋巴母细胞和过渡型淋巴细胞）的形态特征：

（1）未转化细胞　与未经培养的小淋巴细胞大小一样，直径为6～8μm，核染色质致密，无核仁，核/胞浆比例大，胞浆染色为轻度嗜碱性。

（2）过渡型淋巴细胞　比小淋巴细胞大，为10～20μm，核质染色略有疏松，但具有明显的核仁，此为与未转化淋巴细胞的鉴别要点。

（3）淋巴母细胞　细胞体积增大，直径为 20～30μm，形态不整齐，常有伪足状突起，核染色质疏松，有核仁 1～3 个，胞浆增多，常出现空泡。

2. 按上述形态特征检查推片的头、体、尾三部分，计数 200 个淋巴细胞，算出转化率。

$$\text{淋巴细胞转化率} = \frac{\text{转化的淋巴细胞数}}{\text{转化的淋巴细胞数} + \text{未转化的淋巴细胞数}} \times 100\%$$

转化率在一定程度上可反映细胞免疫功能，正常情况下，PHA 诱导的淋巴细胞转化率为 60%～80%。

【注意事项】

1. 培养基成分对转化率有较大影响，应在有效期内使用。

2. 培养时要保证有足够的气体，一般 10ml 培养瓶内液体总量不要超过 2ml。

3. PHA 剂量过大对细胞有毒性，太小不足以刺激淋巴细胞转化，试验前应先测定 PHA 最适浓度。

4. 实验中要严格无菌操作，防止污染。

【方法评价】

形态学方法简便易行，无需特定仪器设备，普通光学显微镜便能观察结果，易于开展。但结果判断主要依靠肉眼观察形态学变化，易受主观因素影响，重复性和准确性较差。

二、MTT 比色法

【实验原理】

MTT 是一种淡黄色的四甲基噻唑盐，细胞内线粒体琥珀酸脱氢酶催化其发生的呈色沉淀反应可反映细胞增殖程度。淋巴细胞受 PHA 刺激增殖时，通过线粒体能量代谢过程，可将外源性 MTT 代谢形成蓝紫色结晶甲臜（formazan），沉积于细胞内或细胞周围，甲臜的形成量与细胞增殖活化的程度呈正相关。异丙醇或二甲亚砜等有机溶剂能溶解甲臜，故可用酶联免疫检测仪测定细胞培养物的 A_{570nm} 值来反映细胞活化增殖情况。

【主要试剂与器材】

1. 标本　肝素抗凝人外周静脉血。

2. RPMI-1640 培养液、PHA 等 同“形态学法”。

3. 5mg/ml MTT 溶液　用 pH7.4 0.01mol/L PBS 缓冲液配制，溶解后用针头滤器经 0.22μm 滤器过滤除菌，4℃避光保存。

4. 0.04mol/L HCl-异丙醇　取异丙醇 300ml 加浓盐酸 1ml 混合即可。

5. 酶联免疫检测仪、96 孔细胞培养板、CO_2 培养箱等。

【操作方法】

1. 密度梯度离心法分离外周血单个核细胞，并用含 10% 小牛血清的 RPMI-1640 培养液悬浮细胞，细胞浓度调至 2×10^6/ml。

2. 将细胞加入 96 孔培养板中，100μl/孔，每个样品三个复孔，并设相应对照孔。实验孔每孔加含 PHA（10μg/ml）的 RPMI-1640 培养液 100μl，对照孔加不含 PHA 的 RPMI-1640 培养液 100μl，混匀后置 37℃、5% CO_2 培养箱内培养 68 小时。

3. 离心后每孔吸弃上清液 100μl，加 MTT 10μl/孔，混匀后继续培养 4 小时。培养结束时加 10μl HCl-异丙醇，静置 10 分钟，充分溶解后置酶联免疫检测仪分别测定 570nm 和 630nm 波长的 *A* 值。

【结果判定】

以刺激指数（SI）判断淋巴细胞转化程度：

$$刺激指数(SI)=\frac{实验孔\ A_{570nm}\ 均值-实验孔\ A_{630nm}\ 均值}{对照孔\ A_{570nm}\ 均值-对照孔\ A_{630nm}\ 均值}$$

【注意事项】

1. 加入 HCl-异丙醇后要在 1 小时内进行测定，若 1 小时内来不及测定，可将未加 HCl-异丙醇的培养板置 4℃保存，测定前取出，室温静置后再加 HCl-异丙醇，按上法测定。

2. 实验过程注意无菌操作。

【方法评价】

MTT 比色法最大的优点是测定迅速，可用酶联免疫检测仪同时多孔测定，操作简单、结果准确，与 ^{3}H-TdR 掺入法相关性好，无放射性污染，但敏感性较 ^{3}H-TdR 掺入法稍差。

三、^{3}H-TdR 掺入法

【实验原理】

T 淋巴细胞受 PHA 或特异性抗原刺激后，发生有丝分裂，细胞进入 S 期，DNA 合成明显增加，此时在细胞培养液中加入氚标记的 DNA 合成原料胸腺嘧啶核苷（^{3}H-TdR），可被细胞摄入而掺入新合成的 DNA 中，测定 ^{3}H-TdR 的掺入量，可判定细胞的增殖程度。

【主要试剂与器材】

1. 标本　肝素抗凝人外周静脉血。

2. RPMI-1640 培养液、PHA 等 同“形态学法”。

3. ^{3}H-TdR 工作液　最好选用放射比活性为 74～370MBq/mmol 的制品，按 1∶20 的比例将浓度为 1mCi/ml 的 ^{3}H-TdR 用 RPMI-1640 培养液稀释（终浓度为 50μCi/ml），4℃保存。

4. 闪烁液　2，5-二苯基噁唑（PPO）5.0g、1，4-双-(5-苯基噁唑基-2）苯（POPOP）0.5g 溶于 1000ml 二甲苯中。

5. 96 孔细胞培养板、CO_2 培养箱。

6. 49 型玻璃纤维滤纸、多头细胞收集器、闪烁杯、β-液体闪烁计数器。

【操作方法】

1. 密度梯度离心法分离外周血单个核细胞，用 RPMI-1640 培养液将细胞浓度调至 1×10^6/ml。

2. 将细胞加入 96 孔培养板中，100μl /孔，每个样品做 6 孔，其中 3 孔为实验组，每孔加 PHA（100μg/ml）100μl；3 孔为对照组，每孔加 RPMI-1640 培养液 100μl 。

3. 混匀后置 37℃、5% CO_2 培养箱内孵育 40～48 小时，每孔加 ^{3}H-TdR 20μl ，继续培养 6～24 小时。

4. 用多头细胞收集器将每孔培养物分别收集于玻璃纤维滤纸上，抽气过滤并用蒸馏水洗涤。

5. 滤纸放置 50℃烘干约 1 小时后，分别将每片滤纸浸于闪烁液中，每杯 3～5 ml。

6. 在 β-液体闪烁计数器上测定每个样品的每分钟脉冲数（cpm）值。

【结果判定】

以刺激指数（SI）判断淋巴细胞增殖程度：

$$刺激指数(SI) = \frac{实验组\ cpm\ 均值}{对照组\ cpm\ 均值}$$

【注意事项】

1. 本法影响因素较多，如细胞浓度、培养时间、^{3}H-TdR 的活性及加入时间等，需严格控制实验条件。特别需要注意的是 ^{3}H-TdR 的加入时间应在细胞分裂周期中的 S 期（合成 DNA），加入过早不仅不被细胞摄取，反而被降解为胸腺嘧啶，不能作为合成 DNA 合成的原料。一般在培养终止前 6 小时或 16 小时加入 ^{3}H-TdR，此时掺入量高。

2. 闪烁液一般可重复使用 3～5 次，但应于重复使用前先测本底，若大于 250cpm 则不能使用。

3. 平行样品的孔间误差应≤20%。

【方法评价】

^{3}H-TdR 掺入法克服了形态学法易受主观因素影响的缺点，结果更客观、准确、重复性好，但需具备特定的仪器设备，并且放射性核素对环境有污染，需要特殊防护设备。

【临床应用】

T 细胞增殖试验用于测定细胞增殖活性、细胞因子促增殖活性、大规模抗肿瘤药物筛选及某些细胞毒反应。

【思考题】

1. T 细胞增殖试验常用的方法有哪些？原理如何？各有何优缺点？
2. 转化的淋巴细胞形态上有何特征？

（吕小华）

实验三十一　B 细胞分泌抗体能力检测

扫码"学一学"

B 细胞主要产生 Ig 参与机体体液免疫应答，B 细胞功能低下或缺乏者对外源性抗原刺激的应答能力减弱或缺陷，特异性抗体产生减少或缺如。B 细胞功能检测方法包括血清中 Ig 含量检测和体外 B 细胞增殖能力和产生抗体能力检测等。溶血空斑形成试验（plaque forming test，PFT）是体外检测 B 细胞产生抗体能力的一种方法。

【实验原理】

将绵羊红细胞（sheep red blood cell，SRBC）免疫过的小鼠脾细胞与一定量的 SRBC 和补体混合，制备液相小室。脾细胞中的抗体形成细胞可释放抗 SRBC 抗体，与周围的 SRBC 结合，在补体的作用下导致 SRBC 溶解，形成肉眼可见的圆形透明溶血区（即溶血空斑）。每个空斑表示一个抗体形成细胞，空斑大小反应抗体形成细胞产生抗体的多少。

【主要试剂与器材】

1. 18～25g 实验小鼠，雌雄不限。

2. Hank's 液。

3. SRBC 悬液　用 Hank's 液洗涤并将其稀释为 10% 和 5%。

4. 经 SRBC 吸收的补体。

5. 石蜡。

6. 眼科手术剪刀、镊子、细胞筛（100 目）、平皿、玻片、双面胶、血细胞计数器、血细胞计数板、24 孔细胞培养板、平皿、离心管、滴管、微量移液器（20、50、200μl）、注射器（5ml、1ml）、37℃孵箱、离心机、石蜡锅等。

【操作方法】

1. 免疫小鼠　实验前 4 天免疫小鼠，每只小鼠腹腔注射 5% SRBC 0.4ml，同时设非免疫小鼠作为对照。

2. 制备脾脏细胞悬液　4 天后将免疫小鼠断颈处死（同时做对照小鼠），取脾脏，去除脂肪和筋膜，在 100 目细胞筛上用 5ml 注射器针闩研磨，收集脾细胞，离心（1500 转/分，7 分钟）后弃上清，用 Hank's 液洗涤三次（每次 1500 转/分，8 分钟），弃上清，沉淀细胞进行细胞计数，用 Hank's 液将脾细胞配成约 1×10^7 个/ml（每只脾脏加入 6ml Hank's 液），混匀备用。

3. 补体制备　用 1 份压积 SRBC 加 10 份豚鼠血清，4℃放置 30 分钟后，取出上清，再按上述比例加入压积 SRBC，4℃，放置 30 分钟，如此反复三次，最后离心（2000 转/分，10 分钟），吸出上清备用（用时 1∶2 或 1∶3 稀释）。

4. 制备玻璃小室　用两张玻片夹三条宽度为 0.2cm 的双面胶带，压平，制成两个小室。

5. 灌注小室　分别在 24 孔细胞培养板各孔中加入下列试剂：180μl Hank's 液，50μl 10% SRBC，50μl 1∶3 补体，20μl 10^7 个/ml 脾细胞。用滴管将上述液体混匀并灌入小室，灌满为止（每小室约装 250μl），两个小室其中一个加入免疫小鼠脾细胞，另一个加入对照小鼠脾细胞。用棉棒蘸取加热后的液体石蜡，对小室四周进行封边，置湿盒中，37℃孵育 1.5 小时。

6. 空斑计数　肉眼观察空斑，计数空斑数量。难于分辨的空斑可在镜下鉴定，中心有淋巴细胞，周围有透明区者为一个溶血空斑。

【结果判定】

肉眼计数小室的空斑数。

1. 计算所加入 20μl 脾细胞悬液（配制小室中所需液体时所用的脾细胞体积）所形成的空斑数，设为 X1。则：250∶300（小室中加入的液体体积与配制的液体总体积之比）= 计数小室的空斑数∶X1。

2. 计算全脾脏细胞悬液所形成的空斑数，设为 X2。则：20∶6000（配制小室中所需液体时所用的脾细胞体积与脾细胞悬液总体积之比）= X1∶X2。

3. 计数全脾脏的脾细胞数　取 0.38ml 白细胞稀释液，从约 1×10^7 个/ml 脾细胞悬液中取 20μl 混匀，灌板计数。

全脾脏的脾细胞数 = 血细胞计数板中四角四大格细胞数的均数 × 稀释倍数 × 10 × 脾细胞总体积，即：

$$\text{全脾脏的脾细胞数} = \frac{\text{四角四大格细胞总数}}{4} \times 20 \times 10 \times 6 \times 1000$$

$$\text{空斑形成率} = \frac{\text{全脾细胞悬液所形成的空斑数}}{\text{全脾脏的脾细胞数}} \times 100\%$$

【注意事项】

1. 离体脾脏细胞需临时制备，必要时置4 ℃冰箱保存，防止抗体分泌和细胞死亡。
2. SRBC、溶血素、补体均应新鲜配制。夏季宜将试剂放置于4℃预冷，临用时取出。
3. 实验中所有与补体试剂直接接触的器材应清洁干净。
4. 加入细胞后小室四周均需用石蜡封边，否则在培养过程中易造成液体蒸发。
5. 观察溶血空斑时应平放小室，防止液体流动。

【方法评价】

1. 经典的溶血空斑实验用于检测实验动物抗体形成细胞产生抗体的能力。既可检测抗体分泌细胞，又可检测抗体分泌量。

2. 直接溶血空斑实验只能检测IgM类抗SRBC抗体生成细胞，其他类型Ig由于溶血效应低，不能直接检测，可用间接检测法。

3. 该实验方法简单、易操作。由于玻片小室中布朗运动和轻微的对流，易导致小的空斑弥散而消失，且受玻片清洁度的影响，如形成气泡则液体流动，小空斑消失，致使形成的空斑数量稳定性和重复性较差。

【临床应用】

测定药物和手术等因素对体液免疫功能的影响，或评价免疫治疗或免疫重建后机体产生抗体的功能。

【思考题】

B细胞功能检测主要有几种方法？各有什么优缺点？

（任书荣）

实验三十二　NK细胞功能测定

NK细胞对肿瘤细胞或病毒感染细胞具有直接杀伤作用，目前主要是通过检测NK细胞的自然杀伤活性来研究其功能。NK细胞自然杀伤活性测定的方法有形态学方法、核素释放法、酶释放法、特异性荧光染料释放法及流式细胞术等，本实验以酶释放法为例。

【实验原理】

乳酸脱氢酶（LDH）存在于机体所有组织细胞的胞质中。正常情况下，LDH不能透过细胞膜；当细胞被NK细胞杀伤时，由于细胞膜通透性增加，LDH被释放到细胞外。胞外的LDH在催化乳酸生成丙酮酸的过程中，可产生H^+并使氧化型辅酶Ⅰ（NAD^+）变成还原型辅酶（NADH）；后者再经递氢体-吩嗪二甲酯硫酸盐（PMS）还原碘硝基氯化四氮唑（INT），INT接受H^+被还原成紫红色甲臜类化合物。利用酶联免疫检测仪测定A_{490nm}即可反映NK细胞杀伤能力。

扫码“学一学”

【主要试剂与器材】

1. 靶细胞　选择YAC-1细胞株作为靶细胞，实验时多采用处于对数生长期的靶细胞。

2. 效应细胞　人外周血单个核细胞（PBMCs）或小鼠脾细胞。

3. pH 7.2 ~7.4 Hank's 液、RPMI-1640 完全培养液、1mol/L HCl、1% NP40 或 2.5% Triton。

4. LDH 基质液　将硝基氯化四氮唑（INT）4mg、氧化型辅酶 I（NAD^+）10mg、吩嗪二甲酯硫酸盐（PMS）1mg 溶于 2ml 蒸馏水，混匀后取上清液 1.6ml，加 1 mol/L 乳酸钠 0.4ml，然后加入 0.1moL/L pH 7.4 PBS 至 10ml。

5. 96 孔细胞培养板、酶联免疫检测仪、离心机、微量加样器等。

【操作方法】

1. 靶细胞的制备　取传代培养的 YAC-1 细胞，用 Hank's 液洗涤 3 次，1000rpm 离心 6 分钟。用 RPMI-1640 完全培养液重悬细胞，将细胞浓度调整至 4×10^5个/ml，同时用 0.5% 台盼蓝染色法检测细胞存活率，活细胞数大于 95% 方可用于实验。

2. 效应细胞的制备　取人外周血并用肝素抗凝，再用淋巴细胞分离液分离 PBMCs。或将小鼠颈椎脱臼处死，无菌取脾，磨碎，过滤（200 目），洗涤，裂解红细胞，悬浮，制成单细胞悬液。最后将制备的人 PBMCs 或小鼠脾细胞用 RPMI-1640 完全培养液重悬，用台盼蓝染色法计数活细胞数（应在 95% 以上），最后用 RPMI-1640 完全培养液调整细胞浓度为 2×10^7个/ml。

3. NK 细胞活性检测　实验分为三个组：反应组、自然释放组及最大释放组，每组各 3 个孔，效/靶细胞比例为 50∶1。按表 32-1 加样混匀后，置 37℃ 5% CO_2 培养箱中培养 4 小时，然后将 96 孔培养板以 1500 转/分离心 5 分钟，每孔吸取上清 100μl 置另一平底 96 孔培养板中，同时加入 LDH 基质液 100μl，反应 3 分钟，每孔加入 1mol/L 的 HCl 30μl，用酶联免疫检测仪在 490nm 处测定吸光度值（A）。

表 32-1　NK 细胞活性测定加样表

组别	反应组	自然释放组	最大释放组
效应细胞	100μl	-	-
靶细胞	100μl	100μl	100μl
RPMI-1640 完全培养液	-	100μl	-
1% NP40 或 2.5% Triton	-	-	100μl

【结果判定】

按下式计算 NK 细胞活性：

$$\text{NK 细胞活性（\%）}=\frac{\text{反应孔 A 值}-\text{自然释放孔 A 值}}{\text{最大释放孔 A 值}-\text{自然释放孔 A 值}}\times100\%$$

【注意事项】

1. 应注意保持靶细胞和效应细胞的活性，它们存活率应大于 95%，否则会影响实验结果。

2. 比色时环境温度应保持恒定。

3. LDH 基质液必须现配现用，配制和使用过程中均要注意适当避光。

4. 在一定范围内，NK 细胞活性与效靶比值成正比，因此应准确计数和调整细胞浓度。

5. 注意无菌操作。

【方法评价】

本方法的优点是检测快速、操作简单、结果准确，无放射性污染，并可做定量测定。

但由于 LDH 分子量较大，当靶细胞膜严重破损时才能被释放出来，故此法灵敏度较低。

【临床应用】

NK 细胞活性的变化与疾病密切相关，检测 NK 细胞活性在临床主要用于某些疾病的诊断、病情监测及预后判断等。NK 细胞活性下降可见于恶性肿瘤（鼻咽癌、大肠癌、白血病等）、重症联合免疫缺陷病、AIDS、反复病毒（尤其 DNA 病毒）感染、自身免疫病、地中海贫血、妊娠、酒精性肝炎等。在病毒感染初期、急性排斥反应、颗粒性淋巴细胞增殖异常症、使用干扰素及其诱导因子时 NK 细胞活性可增高。

【思考题】

1. 效应细胞和靶细胞的存活率直接影响实验结果，为了最大程度地保持细胞的活性，实验操作应该注意哪些事项？

2. 目前临床常用于 NK 细胞活性测定的方法有哪些？各方法有何异同？

（邓念华）

实验三十三　吞噬细胞功能检测

扫码“学一学”

扫码“看一看”

体内吞噬细胞包括中性粒细胞和单核吞噬细胞系统。单核吞噬细胞系统包括骨髓前单核细胞、外周血单核细胞以及组织巨噬细胞。吞噬细胞具有对侵入体内的异物（细菌、白色念珠菌、鸡红细胞等）吞噬和消化的功能，在机体非特异性免疫中发挥重要作用，并且还参与某些超敏反应和自身免疫疾病的组织损伤和炎症过程，因此，测定吞噬细胞的功能可在一定程度上反映机体的免疫状态，也可作为判定疗效的一种指标。本实验以小鼠巨噬细胞吞噬功能测定为例。

【实验原理】

巨噬细胞对颗粒性抗原具有较强的吞噬作用，将待测巨噬细胞与颗粒性抗原（如鸡红细胞、白色念珠菌、酵母细胞等）混合、孵育一定时间后，上述颗粒性抗原可被巨噬细胞吞噬。通过计算吞噬百分率和吞噬指数可反映巨噬细胞的吞噬功能。

【主要试剂与器材】

1. 实验动物　体重 20～25g 小白鼠。

2. 5%鸡红细胞　鸡红细胞（CRBC）用生理盐水洗 3 次，配成 5% CRBC 悬液。

3. 50g/L 可溶性淀粉溶液　用生理盐水配制，置 100℃水浴煮沸消毒，并且完全溶解。

4. 其他试剂　Wright－Giemsa 染液、5U/ml 肝素盐水、2% 碘酒、75% 酒精等。

5. 器械　滤纸、毛细滴管、玻片、剪刀、镊子、无菌注射器、显微镜等。

【操作方法】

1. 试验前 1 天，将 1ml 50g/L 可溶性淀粉溶液注入小鼠腹腔中。

2. 实验当天，向小鼠腹腔注入 5% CRBC 1ml。

3. 30 分钟后，将小鼠用颈椎脱臼法处死，腹部消毒后，向腹腔注入 0.2ml 5U/ml 肝素盐水，揉动腹部数分钟。

4. 解剖并充分暴露小鼠腹部，用镊子轻轻夹起腹膜，将腹膜剪一个小口，并向上下撕开，用毛细滴管吸取腹腔液，制成薄涂片，自然干燥后用 Wright-Giemsa 染液染色 5～10 分钟，油镜镜检。

【结果判定】

1. 吞噬细胞的形态观察 油镜下可见巨噬细胞核呈蓝色；鸡红细胞呈椭圆形，其胞浆呈粉红色，而核被染成蓝色。

2. 计算吞噬率和吞噬指数 油镜下观察巨噬细胞吞噬鸡红细胞情况，随机计数 100 个巨噬细胞中吞噬鸡红细胞的巨噬细胞数及吞噬的鸡红细胞总数，计算吞噬率和吞噬指数。

$$\text{吞噬率}(\%)=\frac{100\text{ 个巨噬细胞中吞噬 }CRBC\text{ 的巨噬细胞数}}{100(\text{巨噬细胞数})}\times 100\%$$

$$\text{吞噬指数}=\frac{100\text{ 个巨噬细胞吞噬 }CRBC\text{ 总数}}{100(\text{巨噬细胞数})}$$

3. 参考范围 吞噬百分率：62.77±1.38%，吞噬指数：1.058±0.049。

【注意事项】

1. 涂片的厚薄应适当，否则影响计数。
2. 计数巨噬细胞总数应不少于 100 个，保证结果的可靠性。
3. 掌握好吞噬时间，时间过短鸡红细胞未被吞噬，时间过长鸡红细胞易被消化。
4. 小鼠腹腔注射时应避免划伤内脏器官和血管，否则引起出血影响试验结果。
5. 要充分揉动小鼠的腹部，促进巨噬细胞在腹腔内富集。
6. 染色时间随环境温度的变化而改变，可预染几张涂片，以确定最佳的染色时间。

【方法评价】

1. 小鼠腹腔巨噬细胞吞噬功能测定法较为简单，无需复杂的仪器设备，且易于操作，重复性较好。

2. 体内吞噬法检测小白鼠巨噬细胞吞噬功能试验中，淀粉诱导后，小白鼠腹腔渗出液中含大量巨噬细胞，但获取人巨噬细胞不宜用腹腔渗出法，因此该方法不能应用于临床检测。

【临床应用】

可用于研究某些药物的免疫调节机制，也可用于某些药物的筛选。

【思考题】

1. 对吞噬功能定量的指标是什么？
2. 巨噬细胞吞噬功能测定时的注意事项有哪些？

（赵彩红）

扫码“学一学”

实验三十四　多种细胞因子联合检测

细胞因子（cytokine）是免疫细胞或非免疫细胞分泌的具有多种生物活性的低分子量多肽或蛋白，多种细胞因子联合检测可反映免疫细胞的活化状态和分泌能力。检测细胞因子的主要方法包括 ELISA、细胞内细胞因子染色和流式微球捕获芯片技术（cytometric bead array，CBA）等。其中，CBA 法是一个基于流式细胞术（flow cytometry，FCM）的多重蛋白定量检测方法，能够同时对单个样品中的多种细胞因子进行检测。本次实验以联合检测人血清样本中6种细胞因子为例介绍CBA法。

【实验原理】

该实验利用流式细胞仪，通过已知体积大小和荧光强度的微球（如直径为7.5μm的聚苯乙烯微球或乳胶颗粒等）捕获单个或多个可溶性蛋白，达到检测可溶性蛋白的目的。每一种捕获微球表面包被一种特异性抗体，检测试剂是荧光素（例如PE）标记的抗体混合物（荧光检测抗体），其荧光强度与微球上捕获的细胞因子的量成正比。当捕获微球、检测抗体和待测样本共同孵育后，三者即形成双抗体夹心复合物。其基本原理与夹心ELISA检测细胞因子相似，ELISA利用的是酶系统，而CBA法利用的是荧光系统。流式细胞仪激发荧光素PE，再分析其发射荧光信号的强弱来定量测定细胞因子含量。作为载体的微球可含有一种或多种荧光物质，依据荧光特性不同对微球进行编码，在多色流式分析仪可对不同编号的微球设门分析。当不同编码微球包被不同捕获抗体后，与同一份待测样品反应，可实现对多种细胞因子的联合检测。

【主要试剂与器材】

1. 捕获抗体包被的荧光微球阵列　分别包被抗IL-2、IL-4、IL-6、IL-10、TNF-α和IFN-γ抗体的6种捕获微球。

2. 待测样品　血清或血浆、细胞培养上清、细胞裂解液等。

3. 荧光检测试剂　PE标记的6种检测抗体，与固相包被抗体识别的抗原表位不相同。

4. 细胞因子标准品　6种冻干粉人重组细胞因子。

5. 流式细胞仪校正微球。

6. PE标记抗体对照、FITC标记抗体对照。

7. 样本稀释液、微球缓冲液、PBS溶液（pH 7.2~7.4）。

8. 流式专用上样管、离心管。

9. 流式细胞仪、低速离心机。

【操作方法】

1. 制备标准品　打开冻干的细胞因子标准品，将标准品转移到一支15ml离心管中，并标记该管为最高浓度。用2ml样本稀释液重悬标准品，室温选放置15分钟。用吸头轻轻混匀标准品，避免剧烈震荡。取出10根流式上样管，分别标记梯度稀释的倍数为1∶2、1∶4、1∶8、1∶16、1∶32、1∶64、1∶128、1∶256、1∶512，每管加入300μl样本稀释液。从最高浓度标准品管取300μl液体到1∶2管，吹打混匀；再从1∶2管取300μl液体到1∶4管，吹打混匀，依此类推，直到1∶512管（此步骤仅可用枪吹打混匀，不可涡旋）。

2. 混合捕获微球　将微球捕获混合液用低速离心机200转/分离心5分钟，小心吸走上清，加入与所吸上清等体积的微球缓冲液，涡旋充分混匀后，避光孵育30分钟。

3. 待测样本准备与染色　涡旋混匀捕获微球混合液，在每个实验管中加入25μl。标准品管中每管加入25μl梯度稀释好的标准品，如表34-1所示。样品管中每管加入25μl的待测样本，所有实验管加入25μl的荧光检测抗体。所有实验管涡旋充分混匀后，室温下避光孵育2.5小时；每管实验管中加入1ml PBS溶液，200转/分离心5分钟后，小心吸去上清。每管加入100μl PBS溶液，静置等待检测。

4. 荧光检测　将实验管按标准品管、阴性对照管、样品管的顺序依次在校准好状态的流式细胞仪上进行荧光检测。各实验管涡旋充分混匀（3~5秒）后应立即上机检测。使用FCAP Array软件得到各分析物的标准曲线和各样本中各细胞因子的分析结果。

表34-1　标准品的梯度稀释

管号	浓度（pg/ml）	标准品稀释倍数
1	0（阴性对照）	未稀释（只有实验稀释液）
2	10	1:512
3	20	1:256
4	40	1:128
5	80	1:64
6	156	1:32
7	312	1:16
8	625	1:8
9	1250	1:4
10	2500	1:2
11	5000	最高浓度

【结果判定】

1. 不同细胞因子在同一样品中表达量比较　通过双参数直方图中，不同细胞因子对应微球的PE发射的荧光强度值来直观观察。

2. 不同细胞因子含量分析　应用每一种细胞因子定量标准品和其对应的荧光强度值做标准曲线，代入待测样品的吸光度值，计算其在样品中的含量。

【注意事项】

1. 每次实验前必须制备新的标准品，重悬和稀释后的标准品不能重复使用。
2. 微球易沉积，吸出前必须充分混匀。
3. 混合的捕获微球按需求移到实验管中，多余的弃掉，不可保存使用。

【方法评价】

与ELISA比较，CBA可更敏感检测到低浓度的细胞因子；在同一份样品中实现多种细胞因子同时分析，实验时间更短，所需样本也更少。

【临床应用】

CBA技术检测细胞因子广泛地应用在免疫学、微生物学、细胞生物学等研究领域，临床主要用于病原体感染、器官移植、自身免疫病等情况下体液细胞因子的定量分析。同时，CBA亦可应用于检测包括趋化因子、生长因子和磷酸化细胞信号蛋白等在内的多种蛋白。

【思考题】

1. CBA技术中如何区分包被不同细胞因子抗体的微球？
2. CBA检测细胞因子有哪些优势？
3. CBA检测细胞因子如何实现定量分析？

扫码“练一练”

（黄　健　石　彬）

第五单元　临床免疫学检验

临床免疫学检验的发展主要得益于免疫学技术的发展和完善，尤其是标记免疫技术目前已成为临床免疫学检验应用的主流技术。随着现代免疫学检验技术的不断发展，以及人类对疾病发生发展过程认识的不断深入，免疫学技术在临床免疫学检验中的应用不再局限于感染性疾病的检验，也扩展到了其他非感染性疾病如变态反应性疾病、自身免疫病、免疫缺陷病、肿瘤、移植排斥反应等方面的检验。本单元主要介绍变态反应性疾病、自身免疫病、免疫缺陷病、肿瘤和移植排斥反应的临床免疫学检验。

实验三十五　血清总 IgE 含量测定

扫码“学一学”

IgE 是正常人血清中含量最少的免疫球蛋白，主要由黏膜下淋巴组织中的浆细胞分泌。IgE 为亲细胞性抗体，常引起 I 型超敏反应。血清 IgE 的测定包括总 IgE（total IgE，tIgE）和特异性 IgE（specific IgE，sIgE）。血清 tIgE 含量的检测方法包括免疫比浊分析、酶联免疫吸附试验、发光免疫分析等。本实验主要介绍微粒增强散射免疫比浊法检测血清 tIgE 含量。

【实验原理】

用鼠抗人 IgE 单克隆抗体包被的聚苯乙烯微粒作为主要试剂。检测时，血清中的 IgE 与聚苯乙烯微粒表面的抗 IgE 结合，导致聚苯乙烯微粒靠近和聚集，此种聚集导致穿过样本的光束发生散射。检测特定角度的散射光，其强度与样本 tIgE 浓度呈正比例函数关系。用已知浓度的标准品和所测定的散射光强度值可获得剂量 - 反应的数学函数，通过此数学函数即可算出未知样本的 tIgE 含量。

【主要试剂与器材】

1. 待检血清　使用新鲜外周血迅速分离出血清。如不能马上检测，需低温保存，同时避免反复冻融。

2. 抗人 IgE 预包被微粒溶液　用鼠抗人 IgE 单克隆抗体包被聚苯乙烯微粒（直径约 130nm），并通过棋盘滴定确定体系中微粒的最佳工作浓度。

3. 反应缓冲液　将分子量 6 ~ 8 kD 的聚乙二醇（0.3 ~ 0.4g/L）和氯化钠（11.6g/L）溶于磷酸盐缓冲液（0.05mol/L），含叠氮钠（< 1 g/L）。

4. 样本稀释液　磷酸盐缓冲液（0.05mol/L），含叠氮钠（< 1g/L）。

5. 人 IgE 定标液　IgE 定标液是预先准备好的人 IgE 定值样本，用含有牛血清白蛋白（BSA）、磷酸盐缓冲液和叠氮钠（< 1g/L）的非血清基质配制。检测人 IgE 定标液可提供一个反应值，仪器可以用来调整预先编程的剂量反应曲线，然后根据曲线决定计算血清样本中 IgE 的浓度值。

6. 全自动特种蛋白分析仪。

【操作方法】

1. 参考曲线的建立 采用多点定标建立参考曲线。IgE 标准品的系列稀释采用配套稀释液自动完成，须在 4 小时内使用。所建立的参考曲线有效期为 4 周，如需继续使用，需检查质控 L、M 和 H 是否在控，其重现值保持在相应的可信区间内。如使用不同批号的试剂，则必须建立新的参考曲线。

2. 样本的测定

（1）仪器自动使用样本稀释液按 1∶20 的稀释度稀释样本，并进行测定。

（2）如果获得的读数超出测定范围，可以采用更高（1∶100）或更低的样品稀释度重新检测。

【结果判定】

1. 用 logit－log 参数的方法通过标准品获得剂量－反应函数，待检样本结果自动进行计算。

2. 正常参考值 血清 IgE 水平范围较广，且不遵循正态分布，各实验室应根据患者人群建立参考值范围。儿童血清 IgE 水平与年龄密切相关，7～10 岁可到达成人水平，但 10～15 岁可高于成人。一般情况下，成人血清 IgE 参考值上限为 100IU/ml。

【注意事项】

1. 检测时间 样本测定须在 4 小时内进行。

2. 脂血样本 免疫比浊测定常受血脂干扰。脂血样本具有强烈的光发散特性，会造成检测结果不准确，因此不宜使用此类样本测定血清 IgE 含量。对于脂血样本，可在测定前超速离心（90000×g）10 分钟，以去除脂类物质。

3. 人抗鼠抗体的干扰 如待检样本含有人抗鼠抗体（HAMA），此抗体可直接桥联单抗致敏微球产生非特异性结合，导致错误的检测结果。人抗鼠抗体可能存在于使用过单克隆抗体进行免疫治疗或诊断，以及经常与动物接触的个体的血清样本中。

【方法评价】

与直接化学发光免疫分析相比，免疫增强散射比浊法为均相免疫分析，具有简单、快速、低成本等优点。此方法分析灵敏度可达 5.0IU/ml，功能灵敏度可达 5.0IU/ml；血清或血浆样本检测起始区间为 5.0 至 500IU/ml，扩大区间为 5.0 至 3000IU/ml；检测的批间精密度小于 7.0%。

【临床应用】

非过敏体质个体的血清 IgE 水平很低，但过敏体质个体的血清 IgE 水平很高。因此，血清 IgE 测定常被用作对遗传性过敏疾病如哮喘、花粉症、遗传性过敏皮炎和风疹等疾病进行诊断和患者管理的工具。研究表明，脐带血和婴儿的 IgE 水平增加可能预示着将来出现遗传性过敏的倾向。

此外，血清 IgE 水平升高还可见于寄生虫感染、肺部曲霉病、Wiskott－Aldrich 综合征，以及骨髓瘤（IgE）等疾病。血清 tIgE 水平会因为节食的结果而变动，也受到基因背景、地理分布以及其他因素的影响。因此，tIgE 的测定应该结合其他临床测试一起使用才能进行诊断。

【思考题】

1. 简述微粒增强免疫散射比浊法的测定原理，并评价其方法学性能。
2. 血清 tIgE 的测定方法有哪些？比较各自的方法学性能优劣。

（于　洋）

扫码“学一学”

实验三十六　食物过敏血清特异性 IgE 的检测

明确过敏原属于病因学诊断，血清特异性 IgE（specific IgE，sIgE）是确定过敏原的重要指标，常用方法有酶促发光免疫分析、酶斑点印迹分析和酶促荧光免疫分析。本实验主要以食物过敏患者血清 sIgE 的检测为例，介绍酶促荧光免疫分析测定食物过敏原 sIgE。

【实验原理】

采用酶促荧光免疫分析，用固相已知抗原测定未知抗体的间接分析模式，分析原理如图 36－1 所示。过敏原共价结合于三维多聚纤维素固相载体上，检测时，患者血清样品中的食物过敏原 sIgE 与相应过敏原发生反应，形成免疫复合物（已知抗原－待检抗体）；洗去未结合的物质后，加入酶标记的抗人 IgE 抗体；经过孵育，酶标抗体将与上述免疫复合物中的 sIgE 结合；洗去未结合的酶标抗体后，与底物一起孵育；终止反应后，测定洗脱液中的荧光强度。荧光强度越高，说明患者血清中的 sIgE 浓度越高。基于定标曲线，可将患者样本的荧光强度检测值转换为 sIgE 的浓度。

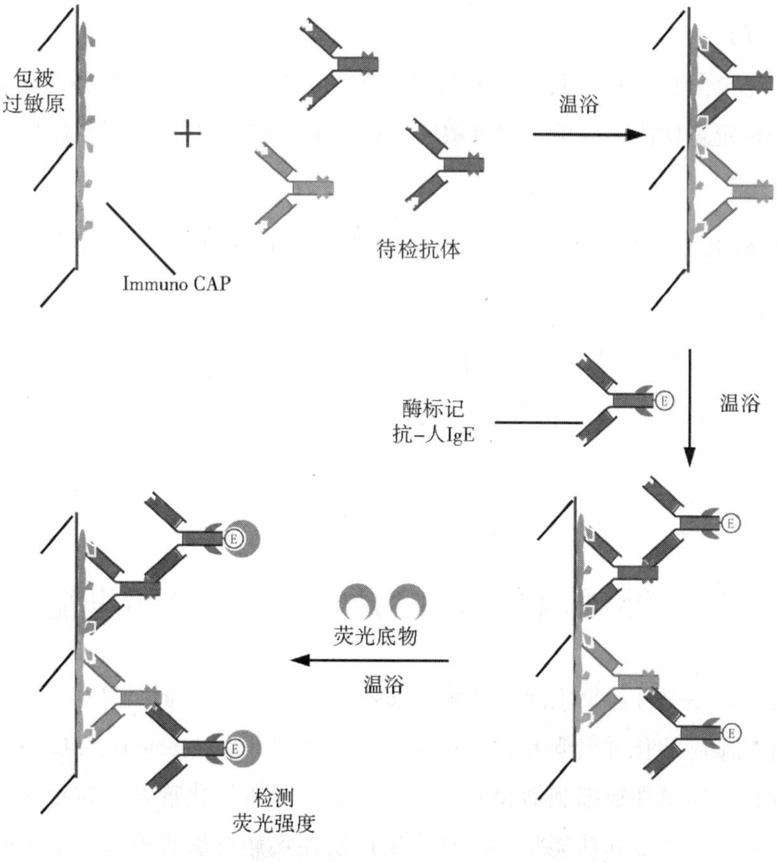

图 36－1　食物过敏血清 sIgE 检测原理示意图

【主要试剂与器材】

1. 待检血清。

2. 商品化过敏原 sIgE 检测试剂盒（酶促荧光免疫分析）。

3. 荧光免疫分析仪。

【操作方法】

1. 将检测试剂和样本加装在传送盘上的正确位置处，检查所有试剂和样本的表面有无气泡或薄膜，如有气泡或薄膜，用清洁的针将其挑破。

2. 加装正确的过敏原酶标孔。

3. 开始处理过程。当处理过程结束时，分析仪将自动打印出化验报告。

【结果判定】

1. 荧光强度越高，说明患者血清中的食物过敏原 sIgE 浓度越高。

2. 荧光免疫分析仪可按程序设定自动计算结果，将荧光强度检测值转换为 sIgE 的浓度。

【注意事项】

1. 需使用新鲜外周血并迅速分离血清，当天不能检测的标本分离血清后必须低温保存，同时避免反复冻融。

2. 开始处理过程前，须检查洗涤液与冲洗液是否足量。

【方法评价】

酶促荧光免疫分析测定过敏原 sIgE 是目前公认的标准方法，其敏感性和特异性强，可以灵敏、精确地定量检测出各种血清过敏原 sIgE，辅助评估过敏患者的状况。

【临床应用】

血清 sIgE 检测主要用于过敏原鉴别，为过敏性疾病的诊断提供病因学诊断依据。

【思考题】

1. 血清 sIgE 有哪些检测方法？简述检测原理并评价方法学性能。

2. 食物中蛋白组分复杂，如何分析导致过敏反应的蛋白组分？

（于 洋）

扫码“学一学”

实验三十七 外周血特异性过敏原嗜碱性粒细胞激活试验

特异性过敏原嗜碱性粒细胞激活试验（basophil activation tests，BATs）使用特异性过敏原激发嗜碱性粒细胞活化并脱颗粒，采用流式细胞术（flow cytometry，FCM），通过荧光标记特异性抗体识别嗜碱性粒细胞活化的标志物，定量分析活化嗜碱性粒细胞数量，可反映嗜碱性粒细胞的活化程度和功能状态，对诊断过敏性疾病有重要价值。本实验以检测牛奶过敏为例，介绍特异性过敏原嗜碱性粒细胞激活试验。

【实验原理】

过敏患者体内嗜碱性粒细胞处于致敏状态，即嗜碱性粒细胞表面已结合特异性 IgE 分子；此时，致敏细胞如遇到相应过敏原，细胞表面的抗体与过敏原结合形成“抗原桥”，并激发致敏细胞活化，细胞表面高度表达 CD63 分子。将待检患者的外周血与牛奶过敏原溶液混合温育。如患者对牛奶过敏，则嗜碱性粒细胞活化并表达 CD63 分子；加入抗 CD63-FITC/抗 CD123-PE/抗 HLA-DR-PerCP 荧光标记抗体并温育，离心弃上清，用流式细胞仪分析，通过设门选定嗜碱性粒细胞（$CD123^+$、$HLA\text{-}DR^-$），根据是否表达 CD63 分子，即可判断待检患者嗜碱性粒细胞被牛奶过敏原活化的百分比。

【主要试剂与器材】

1. 待检样本　新鲜外周血（4 小时内），EDTA 抗凝。

2. 荧光标记抗体　异硫氰酸荧光素（FITC）标记的抗人 CD63 抗体，藻红蛋白（PE）标记的抗人 CD123 抗体、多甲藻叶绿素蛋白（PerCP）标记的抗人 HLA-DR 抗体。

3. 嗜碱性粒细胞刺激缓冲液（BSB）和磷酸盐缓冲液（PBS）。

4. 牛奶过敏原　用于刺激嗜碱性粒细胞。

5. MLP（N Formyl Met Leu Phe）　用于阳性对照。

6. 溶血剂　用于溶解红细胞。

7. EDTA（20mmol/L）。

8. 0.5%多聚甲醛。

9. 流式细胞仪、温箱、微量加样器、试管、流式管等。

【操作方法】

1. 测定管加入 20μl 含牛奶过敏原的 BSB；阴性对照管加入不含牛奶过敏原的 BSB；阳性对照管加入的 BSB 中含稀释的 0.4mmol/L MLP，终浓度为 2μmol/L。（测定管加入牛奶过敏原的刺激浓度需经预试验确定。

2. 加入 100μl 新鲜外周血（EDTA 抗凝）到各管中，涡旋混匀，37℃水浴 10～15 分钟。

3. 水浴后立即转移至冰浴中停止脱颗粒，加入 10μl 20mmol/L EDTA 在室温放置 5 分钟。

4. 将各管离心，小心弃上清。

5. 各管加入 20μl 抗 CD63-FITC/抗 CD123-PE/抗 HLA-DR-PerCP 抗体，避光涡旋、冰浴 20 分钟或者室温放置 15 分钟。

6. 各管加入 2ml 溶血剂，室温作用 15 分钟。

7. 样品 300×g 离心 5 分钟，弃上清，用 1ml 含 1% BSA 的 PBS 洗涤 1 次。

8. 离心后弃上清，加入 0.3ml 0.5%多聚甲醛重悬样品。

9. 在 488nm 通过流式细胞分析仪依次分析上述样本。

【结果判定】

样本经流式细胞分析仪分析并采集数据后进行如下分析：

1. 根据侧向角散射光（SSC）信号、CD123-PE 和 HLA-DR-PerCP 荧光信号设门，选定嗜碱性粒细胞群，即 SSC 信号低于阈值，且 $CD123^+$、$HLA\text{-}DR^-$。如图 37-1 所示。

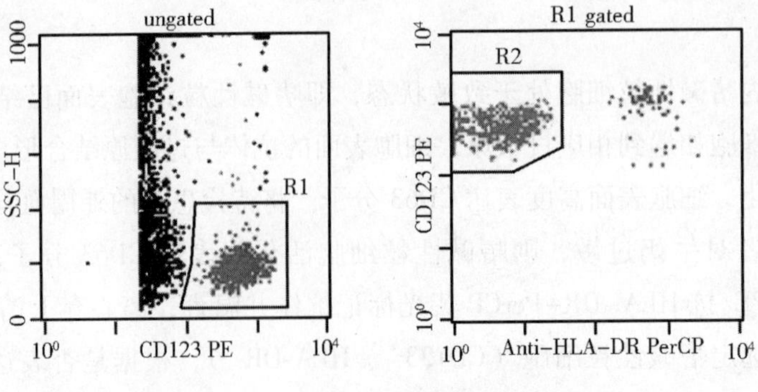

图 37-1 外周血嗜碱性粒细胞的圈选

2. 根据嗜碱性粒细胞 CD63-FITC 荧光信号，确定此标本在牛奶过敏原刺激下嗜碱性粒细胞的激活情况，采用 CD123-PE 和 CD63-FITC 双参数作图并计算活化百分比。如图 37-2 所示。

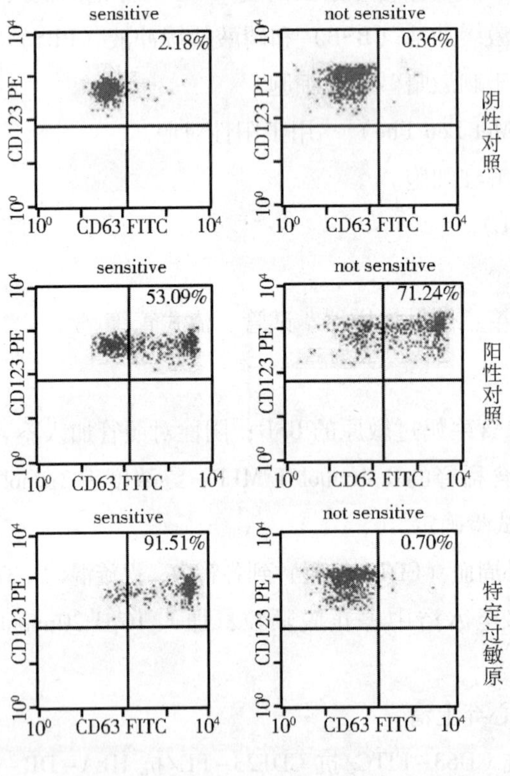

图 37-2 外周血嗜碱性粒细胞接受牛奶过敏原刺激后活化百分比

注：每例患者均进行阴性对照、阳性对照检测，证明结果的可靠性，再根据实验组的结果判定，左侧为对牛奶敏感者，右侧为对牛奶不敏感患者，

【注意事项】

1. 待检样本必须是新鲜外周血，采血后 4 小时内完成检测。

2. 离心、洗涤应彻底干净，小心弃掉残留液体，避免影响随后加入标记抗体的浓度。

3. 荧光受温度影响较大，封固后应低温避光保存待检。

4. 荧光染色后的标本应及时观察，不宜久置。一般可于室温放置 1 小时或 4℃ 放置 4 小时。

【方法评价】

BATs 采用流式细胞术定量检测表达有特异性标志物的嗜碱性粒细胞，可精确反映嗜碱性粒细胞的活化程度和功能状态。BATs 检测过敏原具有很高的特异性，但其敏感度仍有待提高，且部分人群对嗜碱性粒细胞活化呈非应答状态，临床应用 BATs 应结合皮肤点刺实验和血清 sIgE 检测，以便更全面地诊断过敏性疾病。

【临床应用】

1. 确定过敏原，特别是吸入性过敏原和食入性过敏原。

2. 通过测定已知过敏原对嗜碱性粒细胞的激活程度，可判断患者接触过敏原的发病风险。

3. 动态观察嗜碱性粒细胞活化程度，观察脱敏治疗疗效，判断预后。

【思考题】

1. 目前有哪些体外实验用于确认过敏原？

2. 目前常用的嗜碱性粒细胞激活标志物有哪些？

3. 简述嗜碱性粒细胞激活试验在过敏性疾病中的临床价值。

（于 洋）

实验三十八 循环免疫复合物的检测

扫码“学一学”

循环免疫复合物（circulating immune complex，CIC）是一类在抗原量稍过剩时，形成中等大小的可溶性免疫复合物（IC 8.8～19S）。CIC 的检测方法大致可分为两类，即抗原特异性方法与抗原非特异性方法。抗原非特异性方法不考虑形成 IC 抗原的性质，根据免疫球蛋白分子在结合抗原以后发生的物理学和生物学特性的改变进行检测。但目前常用的试验均受到复合物内 Ig 种类及亚类、复合物大小、抗原与抗体比例、固定补体能力等因素的影响，在临床实验室应用常受到很大限制，因此很多实验室多采用几种不同实验方法来进行检测。本实验将介绍临床常用的聚乙二醇（PEG）比浊法检测 CIC。

【实验原理】

PEG 是一种不带电荷的直链大分子多糖，可作为常用的抗原抗体复合物形成的增浊剂，具有较强的脱水作用，可非特异性沉淀蛋白，且对蛋白生物活性无影响。终浓度 3%～4%的相对分子量为 6000 的聚乙二醇（PEG 6000）能选择性沉淀 CIC，并能抑制 CIC 解离，促进 CIC 进一步聚合成更大凝聚物，形成浊度。用分光光度计测定 A_{495nm} 值可表示其相对量。

【主要试剂与器材】

1. 待检血清。

2. 0.1mol/L 硼酸盐缓冲液　称取硼砂 0.4g，硼酸 0.51g，溶于 100ml 蒸馏水中，调 pH 至 8.6。

3. 4.166% PEG 溶液　用硼酸盐缓冲液配制。PEG 的分子量为 6000。

4. 分光光度计、加样器、试管、吸管等。

【操作方法】

1. 取待检血清0.2ml，用硼酸盐缓冲液0.4ml稀释（血清稀释3倍）。

2. 设置对照管和测定管，按照表38－1加入试剂。

表38－1 循环免疫复合物的检测

试剂	测定管	对照管
硼酸盐缓冲液（ml）	/	2
4.166% PEG（ml）	2	/
稀释血清（ml）	0.2	0.2

混匀后两管均放4℃冰箱，1小时后取出，室温放置10～15分钟。

3. 用0.5×1cm比色杯在分光光度计上测两管A_{495nm}值，以硼酸缓冲液调零。

【结果判定】

待测血清浊度值＝（测定管A值－对照管A值）×100

结果大于正常人浊度值均值加2个标准差为CIC阳性。正常人血清CIC的A值为4.3±2，即≥8.3为CIC阳性。

【注意事项】

1. PEG的分子量和浓度与实验结果相关。本法采用PEG 6000，浓度可波动在20～50g/L。不同浓度的PEG可沉淀不同分子量的免疫复合物，20g/L PEG沉淀较小的CIC，但浓度超过50g/L则选择性沉淀CIC的特性即行消失，可能导致假阳性结果。

2. 实验温度对结果有影响。4℃时CIC沉淀最佳，室温每升高1℃，A值下降0.02。

3. 低密度脂蛋白、高γ-球蛋白血症或脂肪含量过高，可使浊度增加。

4. 标本陈旧或反复冻融等因素均可影响检测结果，故受检血清一定要保持新鲜。置4℃冰箱保存不能超过3天，以防血清污染及聚合IgG形成；如于－20℃保存，有效保存时间可适当延长。

5. 本法受试剂、设备、室温等实验条件的影响较大，故每个实验室最好在恒定条件下自行制定正常范围。检测100例以上健康人血清，取其测定值的平均数，即可作为本室CIC的正常值。也可采用热聚合人IgG（AHG）为标准品，但AHG对免疫复合物的代表性有限，实验结果有偏差。

【方法评价】

PEG沉淀法简便，快速，易行，国内已广泛应用。敏感度达20μg AHG/ml，可靠性易受不同原因所致的Ig聚合的影响，不能反映小分子CIC的情况，重复性较差，适用于CIC的筛选。另外，CIC检测的方法太多，其原理各不相同，用一种方法测定为阳性，另一种方法检测可能为阴性；与免疫组化法一起检测，可增加可信度。

【临床意义】

判定免疫复合物为发病机制的证据：①病变局部有IC沉积；②CIC水平显著升高；③明确IC中的抗原性质。第三条证据较难获得，但至少要具备前两条，单独CIC的测定不足为凭。人体在健康状态下也存在少量的CIC（10～20μg/ml），其生理与病理的界限不易区分。目前已经明确系统性红斑狼疮、类风湿性关节炎、部分肾小球肾炎和血管炎等疾病为免疫复合物病，CIC检测对这些疾病仍是一种辅助诊断指标，对判断疾病活动和治疗效果也有一定意义。在发现紫癜、关节痛、蛋白尿、血管炎和浆膜炎等情况时，可考虑免疫复合物病的可能性，进行 CIC 和组织沉积 IC 的检测。另外，患有恶性肿瘤时 CIC 检出率也增高，但不出现Ⅲ型变态反应的损伤症状，称之为临床隐匿的 IC 病，然而这种状态常与肿瘤的病情和预后相关。

【思考题】

1. 本试验中要求的 PEG 终浓度为何为 3.75%？
2. CIC 测定方法有哪些种类？各有何特点？
3. CIC 检测的临床意义是什么？
4. CIC 检测有哪些注意事项？

（段相国）

扫码“学一学”

实验三十九　抗中性粒细胞胞浆抗体的检测

抗中性粒细胞胞浆抗体（antineutrophil cytoplasmic antibodies，ANCA）是一组以人中性粒细胞胞质成分为靶抗原的自身抗体，为系统性血管炎的标志性抗体。ANCA 的检测方法有间接免疫荧光法（IIF）、酶联免疫吸附试验（ELISA）、免疫印迹法等。本实验介绍间接免疫荧光法检测 ANCA。

【实验原理】

用中性粒细胞制作抗原片，待检血清中的抗中性粒细胞胞浆抗体与中性粒细胞胞浆结合，洗片后加入荧光素标记的抗人 IgG，反应后洗片，用荧光显微镜观察荧光图像。

【主要试剂与器材】

1. 待检血清。
2. 阴性对照和阳性对照。
3. 抗中性粒细胞胞浆抗体 IgG 检测试剂盒　中性粒细胞生物载片、异硫氰酸荧光素（FITC）标记的二抗、样本稀释液、磷酸盐（PBS）、吐温-20、封片介质、盖玻片。
4. 荧光显微镜。
5. 加样板、洗杯、微量加样器等。

【操作方法】

1. 配液　将 1 包磷酸盐溶于 1L 蒸馏水，加入 2ml 吐温，充分混匀，配制成 PBS 吐温缓冲液。

2. 稀释血清　血清用样本稀释液 1∶10 倍稀释。

3. 加样　加 25μl 稀释血清于加样板的反应区。

4. 温育　将生物载片覆有生物薄片的一面朝下，盖在加样板的凹槽里，室温温育 30 分钟。

5. 冲洗　用缓冲液冲洗载片 1 秒，然后立即将生物载片浸入装有缓冲液的洗杯中，浸泡至少 5 分钟。

6. 加酶结合物　加 25μl FITC 标记的抗人 IgG 于反应区。从洗杯中取出生物载片，用吸水纸擦去背面和边缘的水分后，立即盖在加样板的凹槽里。避光室温温育 30 分钟。

7. 冲洗　同步骤 5 洗涤。

8. 封片　将盖玻片放在泡沫板的凹槽内。每一反应区滴加 10μl 封片介质于盖玻片。从洗杯中取出生物载片，用吸水纸擦干背面和边缘的水分后，将有生物薄片的一面朝下放在已准备好的盖玻片上。

9. 结果判断　荧光显微镜下观察荧光模型。

【结果判定】

抗中性粒细胞胞浆抗体可分为胞浆型（cANCA）和核周型（pANCA）。

1. cANCA 整个细胞质均匀分布由粗到细的颗粒型荧光，细胞核不着染。如果抗原片中只有一小部分粒细胞（可能为嗜酸性粒细胞或嗜碱性粒细胞）的胞质出现颗粒型荧光，通常无意义。

2. pANCA 在乙醇固定的中性粒细胞抗原片中，围绕在核周围分布平滑的丝带状荧光，细胞核为阴性。

【注意事项】

1. 标本进行荧光染色后，应立即用荧光显微镜读片，一般在1小时之内完成。

2. pANCA阳性的荧光模型应注意与抗核抗体相区别。在乙醇固定的中性粒细胞抗原片中，抗核抗体表现为整个细胞核的荧光，而在甲醛固定的中性粒细胞抗原片中，抗核抗体不引起细胞核的荧光反应。

【方法评价】

IIF最先用于ANCA的检测与分型，具有较高的敏感性，能区分cANCA和pANCA。但IIF检测的是ANCA总抗体，没有抗原特异性，不能准确地区分ANCA特异性抗体，需要采用ELISA进一步针对特异性靶抗原进行检测。因此，IIF常作为一般的筛查试验。

【临床意义】

c-ANCA阳性最主要见于Wegener肉芽肿以及全身性血管炎，特异性大于97%，敏感性在初发非活动期患者为50%，活动期患者可达100%。p-ANCA多见于微细型多动脉炎、变态反应性肉芽肿性脉管炎、坏死性新月体型肾小球肾炎等。

【思考题】

1. 如何评价间接免疫荧光法、ELISA法检测抗中性粒细胞胞浆抗体？

2. 如何控制非特异性荧光染色？

（谢 丽）

扫码“学一学”

实验四十 抗环瓜氨酸多肽抗体的检测

抗环瓜氨酸多肽（anti-cyclic citrullinated peptide，抗CCP）抗体是以合成的环化瓜氨酸多肽（CCP）为抗原的自身抗体，抗环状瓜氨酸多肽抗体检测可用于辅助诊断类风湿关节炎（RA），为RA早期诊断的一个高度特异指标。本实验介绍化学发光微粒子免疫检测法测定人血清或血浆中的IgG类抗环状瓜氨酸多肽自身抗体。

【实验原理】

待检标本与环状瓜氨酸多肽包被的顺磁微粒子混合，待检标本中的抗CCP抗体与环状瓜氨酸多肽包被的微粒子结合。加入吖啶酯标记的抗人IgG抗体结合物，形成CCP-抗CCP抗体-吖啶酯标记抗人IgG复合物。在氧化剂（H_2O_2）和碱性条件下，吖啶酯分解、发光，集光器和光电倍增管接收、记录单位时间内所产生的光子能，以相对发光单位（RLUs）表示。样本中的抗CCP抗体含量与光学系统检测到的RLUs值成正比。根据标准曲线即可计算出待检标本中抗CCP抗体的含量。

【主要试剂与器材】

1. ARCHITECT 抗 CCP 抗体测定试剂盒

（1）微粒子　环状胍氨酸多肽包被的微粒子，制备于含有表面活性剂和蛋白（牛）稳定剂的磷酸盐缓冲液中。

（2）结合物　吖啶酯标记的小鼠抗人 IgG 抗体结合物，储存于含有表面活性剂和蛋白（牛）稳定剂的 MES 缓冲液中。

（3）样本稀释液　含有表面活性剂和蛋白（牛）稳定剂的磷酸盐缓冲液。

2. 抗 CCP 抗体校准品。

3. 抗 CCP 抗体质控品。

4. 预激发液（含有 1.32%（w/v）过氧化氢）。

5. 激发液（含有 0.35M 氢氧化钠）。

6. 清洗缓冲液（含有磷酸盐缓冲液）。

7. 反应杯、样品杯、软盖、替换盖、移液管或吸头

【操作方法】

1. 将微粒子试剂瓶反复翻转，使微粒子试剂混匀，将软盖盖于试剂瓶上。

2. 将抗 CCP 抗体测定试剂盒安装到操作系统中。

3. 检查检测所需试剂是否齐全。

4. 开机　仪器 24 小时待机，无需开关电源操作。

5. 样本检测步骤　参数设置→试剂装载→试剂校准→质控测试→编辑标本位置及检测项目→加载样本→标本测定→结果复核→报告结果。详细操作步骤参见 ARCHITECT i 全自动化学发光免疫分析仪标准操作规程。

【技术流程】

见图 40－1 所示。

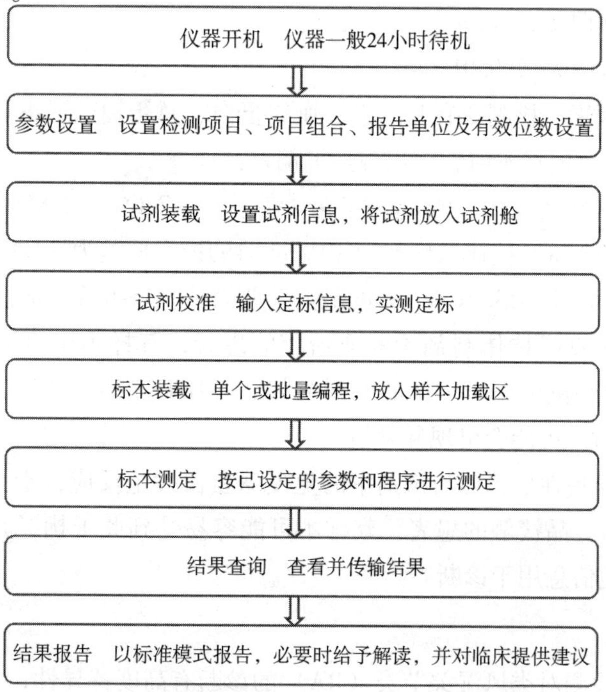

图 40－1　抗环胍氨酸多肽抗体检测基本技术流程

【结果判定】

仪器根据抗 CCP 抗体校准品数据自动建立标准曲线（4 参数对数拟合曲线），再依据标准曲线自动给出每个标本检测结果。抗 CCP 抗体项目的检测范围 0.5～200.0U/ml。

参考值：≥5.0U/ml 为阳性；<5.0U/ml 为阴性

各实验室得出的数据可能存在差异。建议每个实验室根据相应人群的地理位置、患者、饮食或环境因素建立自己的参考值范围。

【注意事项】

1. 抗 CCP 抗体测定试剂盒必须在 2～8℃竖直向上储存，取出后可立即使用。
2. 在监测抗 CCP 抗体浓度时，不能将采集于不同抗凝管的血浆样本交替使用。
3. 液体抗凝剂可能具有稀释作用，会导致患者样本的检测结果偏低。
4. 为保证检测结果准确，血清和血浆样本应不含纤维蛋白、红细胞或其他颗粒物质。
5. 必须小心处理患者样本，避免发生交叉污染。
6. 为保证检测结果准确，所有样本应保证无气泡。
7. 必须使用软盖，以防止试剂蒸发或污染，并确保试剂的完整。
8. 第一次将抗 CCP 抗体测定试剂盒装机前，需要混合微粒子试剂，使运输过程中沉淀下来的微粒子重新悬浮。
9. 本产品含有叠氮钠；遇酸释放剧毒气体。必须以安全方式丢弃此物质及其容器。

【方法评价】

1. 精密度　使用 2 个批号的试剂，在 2 台仪器上对 7 份样本（包括 ARCHITECT 抗环状胍氨酸多肽抗体阳性质控品、4 份人血浆检测盘和 2 份人血浆样本）进行检测。每天在 2 个不同时间段分别检测 2 次，共检测 20 天（n＝80 每份样本）。每个试剂批号在每台仪器上使用一条校准曲线，所得总 CV 值均小于 10%。

2. 灵敏度　检测限≤0.5U/ml。

3. 可报告范围　0.5～200.0U/ml。

4. 方法的干扰因素　检测含有胆红素、血红蛋白、总蛋白、三酰甘油、类风湿因子及红细胞等潜在干扰成分的样本时，会出现如下偏差：

（1）抗 CCP 抗体浓度＞10.0U/ml 时的最大偏差为－7.6%～0.8%。

（2）5.0U/ml≤抗 CCP 抗体浓度≤10.0U/ml 时的最大偏差为－1.0%～7.5%。

（3）抗 CCP 抗体浓度＜5.0U/ml 时的最大偏差为－0.3～0.2U/ml。

5. 接受过小鼠单克隆抗体制剂诊断或治疗的患者，其样本中可能含有人抗小鼠抗体（HAMA）。使用含有小鼠单克隆抗体的试剂盒如 ARCHITECT 抗 CCP 抗体测定试剂盒检测含有 HAMA 的样本时，可能会出现异常值。

6. 人样本中的异嗜性抗体可与试剂中的免疫球蛋白发生反应，干扰体外免疫测定。经常与动物或动物血清产品接触的患者，其样本可能容易受到此干扰，并使检测结果出现异常值。可能需要其他信息用于诊断。

【临床意义】

抗 CCP 抗体的检测对类风湿关节炎（RA）的诊断有高度特异性，可用于 RA 的早期辅助诊断。目前认为抗 CCP 抗体对 RA 的诊断敏感性为 50%～78%，特异性为 96%，早期患者阳性率可达80%。抗 CCP 抗体阳性患者比抗体阴性的患者易发展成为影像学能检测到的骨关节损害。

【思考题】

1. 简述抗 CCP 抗体检测的实验原理。
2. 简述抗 CCP 抗体检测的临床应用。

（秦　雪）

扫码“学一学”

实验四十一　血清游离轻链的检测

血清游离轻链（serum free light chain，sFLC）是由 B 细胞恶性克隆产生的均一的免疫球蛋白轻链分子，包括 κ 和 λ 两型，是诊断与监测轻链型多发性骨髓瘤（LCMM）和轻链型淀粉样变性（AL）的重要肿瘤标志物。检测 sFLC 的方法有血清蛋白区带电泳法、免疫固定电泳法和免疫散射比浊法等，本实验介绍免疫散射比浊法检测 sFLC。

【实验原理】

免疫散射比浊法是一定波长的光通过溶液时遇到抗原抗体复合物粒子，光线被抗原抗体复合物粒子折射发生偏转散射，光线偏转散射的角度与发射光的波长、抗原抗体复合物粒子大小和数量相关，散射光的强度与抗原抗体复合物粒子的含量相关。样本中的 sFLC 与包被人类游离轻链抗体（抗-sFLC）的聚苯乙烯颗粒混合后发生反应，生成 sFLC-抗-sFLC 聚苯乙烯颗粒复合物，多个复合物聚集在一起悬浮于溶液中，产生一定混浊度，使穿过溶液的光线产生散射，散射光的强度与样本中游离轻链的浓度成比例。通过与已知浓度的标准品相比，得到样本中 sFLC 的浓度。

【主要试剂与器材】

1. 待检血清。
2. Siemens BN™ Ⅱ特定蛋白分析仪。
3. 包被抗-sFLC-κ 链的聚苯乙烯颗粒混悬液试剂仓。
4. 包被抗-sFLC-λ 链的聚苯乙烯颗粒混悬液试剂仓。

【操作方法】

1. 主菜单→点击工具栏 Routine - Enterjoblist→对话框打开→在 Sample 标识区输入样本编号→在 Profile 或 Assay 标识区选择测定项目→如需更改稀释度，点击 Dilution→选中所需稀释度→点击 OK→Enterjoblist 对话框→点击 Save→完成输入后，点击 Save→Close 退出返主菜单完成样本输入。

2. 主菜单→点击工具栏 Routine - loading 或点击 loading 图标→打开 Loading 对话框→从 Rackidentification 框中选中样本架→将样本装载到所选的样本架→在右侧 Sampleidentifier 列表框架中选择放在试管架上的样本→至左侧样本架区域选择要装载样本的位置→点击 Take 确认，或点击 Autoload，系统自动依次将尚未装载的样本分配到选择好的架子上。将装好样本的样本架在 6 到 15 通道推进去开始测定。

3. 等待仪器测定完成后，由主菜单→点击工具栏 Results - Labjournal 对话框打开→显示样本结果。

【结果判断】

用标准品浓度为横坐标，仪器相应的检测信号为纵坐标，由仪器绘制标准曲线保存于仪器内，待测血清 sFLC 浓度可根据样本测得的检测信号从标准曲线得出，通常由仪器自动换算出结果。

sFLC-κ 型的参考区间为 6 ~ 22 mg/L；sFLC-λ 型的参考区间为 8 ~ 27 mg/L。κ/λ 比值的参考区间为 0. 3 ~ 1. 6。

【注意事项】

1. 免疫散射比浊法检测 FLC 项目应用的标本最好是血清，而不是尿液。

2. 血清及血浆样本在 4℃下存放数周后仍可以使用，且此时 FLC 是稳定的，应用防腐剂在 -20℃时可长期保存。

3. 混浊的脂血标本可对分析产生干扰。可经高速离心（15000 × g，10 分钟）后吸下层清液测定，无法澄清的脂血标本不得入选分析。

【方法评价】

1. 应用 Siemens BN^{TM} Ⅱ特定蛋白分析仪分析 sFLC 的日内精密度变异系数为 3. 1% ~ 8. 4%，日间精密度变异系数为 4. 7% ~ 8. 4%。

2. 仪器能够辨认抗原过量并提示稀释样本。然而，存在 sFLC 结构变异的样本即使在浓度相当低的情况下也呈现抗原过剩的问题。

3. 该方法不能完全排除样本中嗜异性抗体对检测结果产生的影响。

4. 轻链是作为一个亚群存在的单克隆蛋白，它们以多聚体形式存在并含有特异高度可变区，这些特点不可避免会引起一些样本呈现非线性相关的特征。

【临床应用】

1. sFLC 检测适用于浆细胞病患者的诊断与鉴别，包括多发性骨髓瘤、原发性淀粉样变性、意义未明的单克隆丙种球蛋白血症以及浆细胞瘤等。

2. sFLC 检测可用于监测疾病复发，尤其对 AL 型淀粉样变性、轻链型多发性骨髓瘤及非分泌型多发性骨髓瘤的患者较其他技术更加敏感，也适用于一部分分泌完整免疫球蛋白的多发性骨髓瘤患者和一些其他单克隆免疫球蛋白病的患者。

3. κ 和 λ 浓度的升高也与多克隆 B 细胞活化所致的多克隆高丙种球蛋白血症相关，还可见于自身免疫性疾病的患者，如 SLE 和结节病、结核等慢性炎症性疾病。

4. 诊断结果的报告应该是 κ/λ log 图，该图包括正常范围的数据及来自不同的临床情况下的结果。

【思考题】

1. 测定尿液游离轻链的方法有哪些？

2. 目前有哪些自动化仪器能检测血清 FLC？

（朱浩稳）

扫码“学一学”

实验四十二　HIV 筛查和确证试验

获得性免疫缺陷综合征（acquired immunodeficiency syndrome；AIDS）即艾滋病，是由人类免疫缺陷病毒（human immunodeficiency virus，HIV）感染引起的，以人体 $CD4^{+}$ T 淋巴细胞减少为特征的进行性免疫功能缺陷，疾病后期可继发各种机会性感染、恶性肿瘤和中枢神经系统病变的综合性疾患。目前 HIV 的检测方法有血清学检测、病原学检测和免疫学检测。其中，血清学检测包括 HIV 抗体筛查试验和 HIV 抗体确证试验；病原学检测包括 HIV 核酸检测；免疫学检测包括 $CD4^{+}$ T 淋巴细胞计数与百分比检测。本实验介绍血清学检测方法，即 HIV 抗体筛查试验和 HIV 抗体确证试验。

一、HIV 抗体筛查试验

HIV 抗体筛查试验是一类初步了解机体血液或体液中有无 HIV 抗体的检测方法，也包括同时检测 HIV 抗体和抗原的方法。常用的检测方法有酶联免疫吸附试验（ELISA）、化学发光或免疫荧光试验、免疫凝集试验、免疫层析试验、免疫渗滤试验和抗原抗体联合检测试验。本实验介绍酶联免疫吸附试验（ELISA）检测 HIV 抗体。

【实验原理】

根据酶联免疫吸附试验的双抗原夹心法原理，以纯化基因工程 HIV-1 和 HIV-2 型抗原（包被抗原）包被微孔板，当结合在固相载体的包被抗原与待检样本接触时，如果样本中存在 HIV-1 和（或）HIV-2 抗体（待测抗体），则会与包被抗原结合在固相载体上，形成“待测抗体 - 包被抗原”结构的免疫复合物。通过洗涤去除未结合的待测抗体，再加入辣根过氧化物酶标记的 HIV-1 和 HIV-2 型抗原（酶标抗原），则酶标抗原会与上述复合物中的待测抗体进行结合，形成“酶标抗原 - 待测抗体 - 包被抗原”结构的免疫复合物。通过洗涤去除未结合的酶标抗原，再加入底物缓冲液和底物液，底物在酶的催化下生成蓝色产物。用终止液终止酶反应后，微孔中的蓝色溶液变成黄色，颜色的深浅与样本中待测抗体的浓度在一定范围内成正比。

【主要试剂与器材】

1. 待检血清。

2. Anti-HIV-1/HIV-2 人类免疫缺陷病毒抗体诊断试剂盒　预包被板、酶标记物、阴性对照、阳性对照、浓缩洗涤液、底物缓冲液、底物液、终止液、封板膜、自封袋。

3. 酶标仪、微量加样器、恒温箱等。

【操作方法】

1. 准备　将样品和试剂盒各组分取出，平衡至室温。

2. 配液　将浓缩洗液按说明书用蒸馏水或去离子水稀释后备用。

3. 编号　取出预包被板，将样品对应微孔按序编号，每板设空白对照 1 孔，阴性对照 2 孔，阳性对照 2 孔。

4. 加样　应按所采用试剂盒说明书操作：如用加样器在微孔反应板孔中加入样品 50 μl；空白孔不加任何液体；阴性对照孔和阳性对照孔，每孔分别加入阴性、阳性对照各 50 μl。充分混匀，盖上封板膜，置 37℃温育 60 分钟。

5. 洗涤 弃去各孔中样品，将稀释后的洗涤液注满各孔加，静置 30～60 秒后弃去，如此重复洗涤 5 次，拍干。

6. 加酶 空白对照孔不加酶标记物，其余孔加入酶标记物 50μl、工作液 100μl，轻拍混匀，贴上封口膜。

7. 温育 盖上封板膜，置 37℃温育 30 分钟。

8. 洗涤 弃去各孔内液体，将稀释后的洗涤液注满各孔加，静置 30～60 秒后弃去，如此重复洗涤 5 次，拍干。

9. 显色 每孔加入底物缓冲液 A 50μl，再加入底物缓冲液 B 50μl，轻拍混匀，盖上封板膜，置 37℃温育 30 分钟。

10. 终止 每孔加入终止液 50μl，轻拍混匀。

11. 读值 用酶标仪读值，在单波长 450nm（须以空白对照孔调零）或双波长 450nm/620nm～700nm 下读取各孔 A 值。

【结果判定】

1. 临界值（Cut off 值）的计算 Cut off 值 = 阴性对照平均 A 值 +0.150（阴性对照平均 A 值小于 0.080 按 0.080 计算，大于 0.080 按实际值计算）。

2. 结果判断 样本 A 值 < Cut off 值应判为筛查试验无反应，报告为“HIV 抗体阴性”；样本 A 值≥Cut off 值应判为筛查试验有反应，必须进行双孔复检，复检两次检测均无反应报告为“HIV 抗体阴性”，复检检测均有反应或一个有反应一个无反应需进行“补充试验”；报告为“HIV 感染待确定”，不能出具阳性报告。

3. 补充试验 是通过检测样本中是否存在艾滋病病毒抗体、抗原或者核酸而确定艾滋病病毒感染的检测方法。补充试验包括抗体确证试验和核酸试验。

【注意事项】

1. 用于抗体和抗原检测的血清或血浆样品，短期（1 周）内进行检测的可存放于 2～8℃，1 周以上应存放于 -20℃以下。待测样本不可用叠氮钠防腐。

2. 整个 HIV 检测工作必须符合《全国艾滋病检测技术规范》，应严格防止交叉感染，操作时必须戴手套，穿工作衣，严格健全和执行消毒隔离制度。

3. 必须严格遵照说明书进行操作和解释结果。

4. 检验过程中温育的时间不得少于检验方法中的规定时间。

5. 结果判读，应在反应终止后 15 分钟内完成。

6. 所有样品，洗弃液和各种废弃物都应按传染性材料处理。

7. 血清或血浆样本如有溶血、微生物污染、血脂过多以及黄疸等情况，可能会对检验产生影响。

【方法评价】

1. 试剂和样品必须是经国家药品监督管理局注册批准，并在有效期内的试剂。推荐使用临床质量评估敏感性和特异性高的方法及试剂。

2. 试剂盒内部对照质控品即为试剂盒内提供的阳性和阴性对照。试剂盒内部对照用于判断每次实验的有效性，不能作为室内质控品使用。每一次检测临床样品时，必须有试剂盒内部对照，而且只能在同批号的试剂盒中使用。如内部对照结果无效，必须重新试验。

3. 可能对检验结果产生影响的因素：

（1）加入样本量、酶量不准确；加样或加其他试剂时液体溅出孔外。

（2）温育时未加封板膜；未按规定时间或温度温育。

（3）加入洗液量不足，导致孔口有游离酶未洗净。

（4）由于操作时间过长而引起的板孔干燥。

（5）没有使用正确的波长读数。

（6）检验过程中被交叉污染及酶结合物和其他试剂的污染。

【临床意义】

HIV 有两个血清型，HIV-1 和 HIV-2，后者少见。HIV 筛查试验结果有反应，提示 HIV 抗体可能阳性，应按照《全国艾滋病检测技术规范》，需进一步做补充试验予以证实。

【思考题】

1. HIV 初筛实验的检测方法有很多种，除了本实验用的 ELISA 法，化学发光法或免疫荧光试验、免疫胶体金以及免疫层析试验等均可用于 HIV 抗体筛查试验，试比较各种方法之间的优缺点。

2. 用 ELISA 法进行 HIV 筛查试验应如何进行质量控制？

二、HIV 抗体确证实验

HIV 补充试验是在获得筛查试验结果后，为了准确判断，继续检测机体血液或体液中有无 HIV 抗体或核酸的方法，包括抗体确证试验和核酸试验。抗体确证试验包括免疫印迹试验、条带/线性免疫试验、免疫层析试验、免疫渗滤试验及特定条件下的替代试验，核酸试验包括核酸定性试验和核酸定量试验。本实验介绍免疫印迹试验。

【实验原理】

以硝酸纤维素膜为载体的试剂膜条，结合了天然灭活 HIV-1 病毒蛋白的分离颗粒和特异性 HIV-2 型合成多肽。在硝酸纤维素膜条分别加入稀释的血清或血浆样本或对照，孵育。如果样本中含有 HIV-1 和 HIV-2 型的特异性抗体，则抗体会与试剂膜上的 HIV-1 蛋白和HIV-2 多肽结合，通过清洗去除试剂膜上的未结合物，与 HIV 蛋白特异性结合的抗体再通过与带有碱性磷酸酶的羊抗人 IgG 抗体结合，加入 BCIP/NBT 底物等一系列反应即可显色。

【主要试剂与器材】

1. 待检血清。

2. 人类免疫缺陷病毒（HIV 1 +2 型）抗体检测试剂盒　硝酸纤维试剂膜、阴性对照、强阳性对照、弱阳性对照、浓缩样品稀释缓冲液、浓缩洗膜缓冲液、酶结合物、底物液、封闭粉。

3. 去离子水或蒸馏水。

4. 一次性手套、左右摇摆摇床、加样器和一次性加样头。

【操作方法】

以快速法为例：

1. 将样品和试剂盒各组分取出，平衡至室温（18 ~25℃）。

2. 试剂配制：

（1）稀释洗膜缓冲液　每次使用前新鲜配制洗膜缓冲液。

（2）封闭缓冲液　每次使用前新鲜配制封闭缓冲液。

（3）酶结合物工作溶液：必须在使用前配制。

3. 每槽内加入2ml稀释洗膜缓冲液。

4. 用镊子小心取出所需的试剂膜条，将有编号的膜面向上放入孵育板槽内，包括一条强阳性对照、一条弱阳性对照和一条阴性对照。

5. 在室温下（25±3℃）将孵育板置摇床（每分钟摇摆12~16次）上振荡孵育1至2分钟。用吸液器吸出缓冲液。

6. 在每槽加入2ml封闭缓冲液，然后分别加入20μl待检血清或强阳性、弱阳性，阴性对照。

7. 盖好孵育板，于在室温下（25±3℃）在摇床上振荡孵育1小时。

8. 小心掀开孵育板盖以避免溅出，用吸液器吸出反应液。不同的样品间需换吸头以避免交叉污染。

9. 每槽中加入2ml的洗膜缓冲液，置摇床上振荡5分钟，弃洗液，再重复两次。

10. 每槽中加入2ml酶结合物工作溶液。盖好孵育板，于室温下（25±3℃）在摇床上振荡孵育1小时。

11. 仔细打开孵育板盖，吸出酶结合物工作溶液，重复步骤9。

12. 每槽中加入底物溶液2ml，盖上孵育板，于室温下（25±3℃）在摇床上振荡孵育15分钟。

13. 小心打开孵育板盖，吸出底物液，以蒸馏水洗涤数次以终止反应。

14. 用镊子小心取出试剂膜条，放于滤纸上，并覆以滤纸吸干水分。

15. 把试剂膜条贴在工作表格的纸上（非吸水纸），记录观察结果。试剂膜条小心保存于暗处，不要在显色区粘贴胶带纸。

【结果判定】

1. 对照血清检测结果判定要求

（1）阴性对照　在阴性对照的试剂膜上没有出现HIV-1和HIV-2型的特异性条带。

（2）强阳性对照　所有相关分子量条带都必须出现。这些条带是：p17、p24、p31、gp41、p51、p55、p66和gp160/gp120。其他与核心抗原相关的条带如p39、p42也可能看到。

（3）弱阳性对照　应出现（p24、gp160和（或）gp41弱阳性条带）还有一些弱阳性条带可能出现也可能不出现。

2. 被检血清/血浆的判定　对显现的每条条带均应记录，并将结果分析为阴性、阳性或不确定。

（1）无出现病毒的特异性条带。判定为阴性。

（2）只检测出p17抗体，没有其他条带。判定为阴性。

（3）检测出2个ENV（gp160/gp41和gp120）及任何一个GAG（p17、p24、p55），或检测出2个ENV（gp160/gp41和gp120）及任何一个POL（p31、p51、p66）。判定为HIV-1阳性。

（4）检测出2个ENV（gp160/gp41和gp120）及任何一个GAG（p17、p24、p55）且HIV-2特定带清晰可见。或检测出2个ENV（gp160/gp41和gp120）及任何一个POL（p31、p51、p66）且HIV-2特定带清晰可见。判定为HIV-1阳性且提示HIV-2阳性。

（5）出现任何异性条带，但不足于被判断为阳性。判定为不确定。

（6）出现任何特异性条带，但不足以被判断为阳性，且 HIV-2 特异性条带清晰可见。判定为不确定但提示 HIV-2 阳性。

【注意事项】

1. 本试剂盒只可使用人血清或血浆进行检测。

2. 如果样本在采集后 7 天内检测，可于 2～8°C 保存。如果超过 7 天，则应保存在-20℃或更低的温度下。最好使用澄清、不溶血性标本，含高胆固醇、黄疸或被污染的样本在使用前应先经过滤（0.45μm）或离心处置。

3. 可于患者血清灭活，灭活不会影响检测结果。

4. 检测前避免反复冻融样本。

【方法评价】

1. HIV-1 型抗体的检测结果并不能完全代表对艾滋病的诊断。蛋白印迹检测的阴性结果并不能保证没有艾滋病的致病源。尽管 HIV-1 型抗体阳性的结果显示有病毒感染，但只有当符合美国疾病控制中心或世界卫生组织或其他有关权威机构设定的艾滋病病症定义时才能诊断为艾滋病。

2. 当一个人处于血清学转型时期，试剂膜上的条带可能不会完全显示出来，但在此后的两到六个月时期内，反应性会逐渐增强（条带的数量和强度）。大多数阳性试验结果的试剂膜都会有其他病毒特异带出现。

3. “不确定”结果不能用来作为 HIV-1 型病毒感染的凭据。建议所有不确定结果都用原血清和再次取得的血清进行重复检测。

4. 在一些 HIV-1 呈不确定结果的样品里，如果 HIV-1 条带呈阴性反应，这不能排除 HIV-2 型感染的可能性。如样本检测结果显示 HIV-2 型感染，应使用 HIV-2 型的蛋白印迹试剂盒进行进一步的确认试验。

【临床意义】

用于定性检测人血清或血浆中 HIV-1 和 HIV-2 抗体，是 HIV 初筛检验呈阳性结果样本的确认检验。

【思考题】

针对 HIV 抗体确证试验不同的结果，如何处理？

（谢　丽）

实验四十三　肿瘤抗原的检测

扫码“学一学”

癌胚抗原（carcinoembryonic antigen，CEA）是一种分子量为 180kD 的糖蛋白，存在于 2～6 个月胎儿的胃肠管、胰腺和肝脏，出生后组织内含量很低。CEA 升高常见于结肠癌、直肠癌、胰腺癌、乳腺癌、肺癌及其他恶性肿瘤。电化学发光免疫测定（electrochemiluminescence immunoassay，ECLI）是电化学发光和免疫测定相结合的一种标记免疫技术，具有灵敏度高、线性范围宽、反应时间短等特点。本实验以血清癌胚抗原（CEA）为例，介绍电化学发光免疫测定方法检测肿瘤抗原。

【实验原理】

采用电化学发光免疫测定双抗体夹心法。待测抗原、生物素化的 CEA 单克隆抗体和三联吡啶钌 $[Ru(bpy)^{3}]^{2+}$ 标记的 CEA 单克隆抗体共同孵育，形成抗原抗体复合物。添加包被链霉亲合素的磁珠微粒共同孵育，抗原抗体复合物与磁珠通过生物素和链霉亲合素的作用相互结合。在测量池中，磁珠由于电磁作用吸附在电极表面，而未与磁珠结合的物质被系统缓冲液 ProCell 去除。给电极加以一定的电压，使复合物化学发光，通过光电倍增器测量发光强度，仪器自动通过定标曲线计算出 CEA 的含量。

【主要试剂与器材】

1. 待测样品。
2. 磁珠微粒　0.72mg/ml，已经包被链霉亲合素。
3. 3.0mg/L 生物素化 CEA 单克隆抗体。
4. 4.0mg/L $[Ru(bpy)^{3}]^{2+}$ 标记 CEA 单克隆抗体。
5. 定标液。
6. 质控品。
7. 样品稀释液。
8. 系统缓冲液、测量池洗液、清洗液、系统清洗液。
9. 电化学发光免疫分析仪。

【操作方法】

冷藏试剂取出经室温平衡至 20℃ 左右，放置仪器试剂盘内（注意避免泡沫的产生）。仪器自动调节试剂温度和开、关各试剂盒瓶盖，自动搅拌磁珠微粒，使其处于悬浮状态。

1. 定标　使用定标液调整预设置的定标曲线。

2. 质控　使用第三方、厂家或自制质控品进行室内质控。

3. 检测　定标及质控通过后方可进行样品检测。仪器自动检测、自动计算各样品中的分析物 CEA 浓度，单位为 ng/ml 或 IU/L。1ng/ml CEA 相当于 16.9mIU/ml。

【技术流程】

电化学发光免疫分析系统基本技术流程见图 43－1。

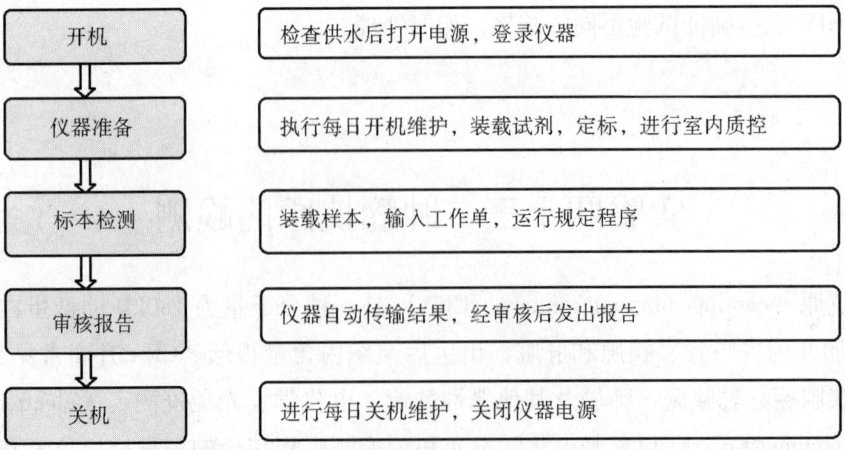

图 43－1　电化学发光免疫分析系统基本技术流程图

【结果判定】

CEA 参考范围见表 43－1。

表 43－1　CEA 参考范围*

	总检测人群		不吸烟者（既往吸烟/无吸烟史）		吸烟者（目前吸烟者）	
年龄（岁）	20～69	≥40	20～69	≥40	20～69	≥40
95%人群（ng/ml）	4.7	5.2	3.8	5.0	5.5	6.5
人数（个）	352	203	242	154	110	49

*源自 352 名健康人调查。各实验室应建立各自的参考范围。

【注意事项】

1. 重新定标　①使用同一批号试剂 28 天后；②同一试剂盒在分析仪上使用 7 天后；③试剂盒更换批号后（新试剂盒在分析仪上放置不得超过 24 小时）；④仪器故障进行维修更换配件后；⑤室内质控失控时。

2. 质控频率　高、中、低浓度质控品至少每 24 小时检测一次，更换试剂盒批号或定标后也应进行质控。根据实验室情况设定合适的控制限和质控周期。质控结果必须处于规定的控制限内。如果失控，须分析原因采取相应纠正措施。

3. 样本稀释　建议使用通用稀释液 1∶50 稀释标品。稀释后的 CEA 浓度必须高于 20ng/ml。手工稀释，结果应乘以稀释倍数。自动稀释，仪器自动计算结果。

【方法评价】

1. 精密度　使用 Elecsys 试剂盒、人混合血清样品和质控品，按照 NCCLS 的 EP5－A 验证重复性：每天 6 次，共 10 天（n＝60）；CEA 批内精密度（n＝21）。结果如表 43－2。

表 43－2　CEA 精密度

样品	批内精密度 均值 ng/ml	批内精密度 标准差 ng/ml	批内精密度 变异系数 %	总精密度 均值 ng/ml	总精密度 标准差 ng/ml	总精密度 变异系数 %
人血清 1	3.32	0.05	1.3	3.9	0.18	4.7
人血清 2	225	2.53	1.0	252	11.6	4.6
人血清 3	626	11.8	1.9	699	34.8	5.0
质控品 1	4.38	0.10	2.5	4.74	0.24	5.1
质控品 2	33.8	0.73	2.0	34.9	1.71	4.9

2. 检测范围　0.20～1000ng/ml（通过最低检出限和厂商定标曲线的最高值确定）。

3. 检出限　0.20ng/ml。

4. 干扰因素　胆红素＜1129μmol/L 或＜66mg/dl、血红蛋白＜1.4mmol/L 或＜2.2g/dl、脂肪乳剂＜1500mg/dl、生物素＜120ng/ml 或＜491nmol/L 时，检测结果不受影响。对于接受高剂量生物素治疗的患者（＞5mg/d），必须在末次生物素治疗 8 小时后采集样本。检测结果不受类风湿因子（RF＜1500 IU/ml）的影响。CEA 浓度＜200000 ng/ml 时，检测结果不受 Hook 效应的影响。体外对 26 种常用药物进行试验，未发现会影响检测结果。由于检测试剂使用单克隆抗鼠抗体，因此接受过小鼠单抗诊疗的患者有可能会出现错误结果。少数病例中高浓度的钌抗体会影响检测结果。

5. 回收率 预期值 ±10%。

【临床应用】

正常成人血液中CEA含量很低。吸烟人群CEA值会升高。结肠腺癌患者CEA含量通常很高，胃肠道恶性肿瘤、乳腺癌、肺癌等CEA升高，但某些肠道、胰腺、肝脏良性疾患和肺炎等患者CEA含量也会轻、中度上升（通常不超过10ng/ml）。作为一种广谱肿瘤标志物，CEA主要用于结肠癌辅助诊疗和动态随访，但不适用于普通人群癌症筛查，因为CEA正常不能排除恶性疾病的可能。

【思考题】

1. 简述电化学发光免疫分析系统检测血清癌胚抗原的原理及其注意事项。
2. 简述电化学发光免疫测定分析系统检测血清癌胚抗原的方法学评价指标。

（李　丽）

扫码“学一学”

实验四十四　HLA的检测

随着移植技术的不断发展，器官移植取得了巨大进展，器官移植的存活率明显提高。但是，移植排斥反应仍然是困扰临床器官移植的重要问题，移植器官能否在受者体内正常存活取决于供、受体之间的组织相容性程度，相容性程度越高，器官长期存活的概率越大，因此，正确地进行人类白细胞抗原（HLA）配型、交叉配合来选择供者对提高移植器官的存活率至关重要。本实验以补体依赖的淋巴细胞毒试验为例介绍HLA的检测。

【实验原理】

淋巴细胞表面具有HLA，当HLA遇到相应的特异性抗体后，二者结合形成HLA-HLA抗体复合物。在补体的参与下，该免疫复合物激活补体，裂解淋巴细胞，荧光染料溴化乙啶（EB）可通过破损的细胞膜进入细胞内与DNA结合，使死亡的淋巴细胞发出红色荧光。活细胞因为细胞膜完整而不着红色，但染料羧基荧光素乙酰乙酸（CFDA）与细胞膜蛋白结合而呈现明亮的绿色荧光。根据死细胞占全部淋巴细胞的百分比可判断抗原抗体的反应强度。

【主要试剂与器材】

1. 淋巴细胞毒反应微孔板。
2. 石蜡油。
3. 荧光染料溴化乙啶。
4. 兔补体液。
5. 阴性对照血清、阳性对照血清。
6. 待检血清2ml。
7. 荧光显微镜。
8. 微量加样器、离心机、试管、水浴箱、吸头等。

【操作方法】

1. 淋巴细胞分离　分离方法参见“第四单元实验二十七 外周血单个核细胞的分离”。

将分离得到的混合淋巴细胞用 PBS 液调整浓度为 $2\times10^9/L$。

2. 淋巴细胞毒反应

（1）取出冻存的淋巴细胞毒反应微孔板，平衡至室温。

（2）于淋巴细胞毒反应微孔板中加入 5μl 石蜡油，防止反应物挥发。

（3）每个检测标本设立 1 孔阴性对照、1 孔阳性对照、1 孔测试孔，每孔加入 1μl 混合淋巴细胞。

（4）阴性对照、阳性对照、测试孔中分别加入 1μl 阴性对照血清、1μl 阳性对照血清以及 1μl 待测血清。

（5）每孔加入 2μl 兔补体液，22～25℃温箱中孵育 1 小时。

（6）每孔加入 5μl 荧光染料溴化乙啶（EB）染色 15 分钟，终止反应 5 分钟，观察结果。

【结果判定】

活细胞呈明亮的绿色，有很强的折光性，细胞体积不增大，死亡细胞体积略增大，着红色，无折光性。死亡细胞占全部淋巴细胞的百分数即为死亡细胞百分比。阴性对照孔活性细胞应在 90% 以上，阳性对照孔死细胞应大于 80%。每份标本都必须设立阴、阳性对照，只有当阴性对照和阳性对照结果准确时，该实验的阳性和阴性结果方能成立。根据死亡细胞占全部细胞的百分比进行计分，目前常用的是国际通用的 NIH 计分方法，见表 44－1。

表 44－1　淋巴细胞毒试验的记分标准

死亡细胞（%）	记分	意义
0～10	1 分	阴性
11～20	2 分	可疑阴性
21～40	4 分	可疑阳性
41～80	6 分	阳性
>80	8 分	强阳性

【注意事项】

1. 为保持淋巴细胞活性，应在采血后 2 小时内分离细胞，尽快完成淋巴细胞分离。

2. 混合淋巴细胞液细胞浓度对实验的影响较大，浓度过高或过低都容易导致检验结果的误差，PBS 液调整细胞浓度时尽量接近 $2\times10^9/L$。

3. 结果应在荧光染色液染色终止反应后 10 分钟内观察，以防荧光猝灭或减弱影响结果。

【方法评价】

Ficoll 法分离的混合淋巴细胞毒试验具有操作简便、成本低廉、无须特殊试剂的优点，是目前许多实验室采用的方法。但淋巴细胞毒试验是测定患者体内是否含有针对供者的特异性淋巴细胞毒抗体，检测的是 HLA 特异性 IgG 和 IgM 抗体，包括 HLA-Ⅰ类抗体和Ⅱ类抗体。由于混合淋巴细胞中主要为 T 淋巴细胞，B 淋巴细胞数量较少，而 HLA-Ⅱ类抗体仅在 B 淋巴细胞表面表达，在 T 淋巴细胞表面不表达，因此，利用混合淋巴细胞进行淋巴细胞毒试验时，对 HLA-Ⅰ类抗体阴性、Ⅱ类抗体阳性的患者，易产生漏检，这是本实验方法的局限性。

【临床应用】

HLA 抗体具有细胞毒性，能引起异体移植排斥反应。为提高器官移植的存活率，在施行同种异体器官移植手术前，对患者进行 HLA 抗体检测，对于降低术后排斥反应的发生，提高器官移植的存活率具有重要意义。

【思考题】

1. 简述补体依赖的淋巴细胞毒试验的原理。
2. 简述混合淋巴细胞毒试验方法学优缺点。

（彭契六）

扫码“学一学”

实验四十五　群体反应性抗体的检测

群体反应性抗体（panel reactive antibodies，PRA）是指群体反应性抗人类白细胞抗原 IgG 抗体，主要是由于异体输血、器官移植、妊娠、感染等引起，是各种组织器官移植术前筛查致敏受者的重要指标，与移植排斥反应和存活率密切相关。

【实验原理】

采用 ELISA 法检测群体反应性抗体。将已知纯化的 HLA 混合抗原包被在微孔板，加入待检血清后温育，待检血清中的 HLA 抗体与抗原特异性结合形成 HLA-HLA 抗体复合物，再加入碱性磷酸酶标记的抗人 IgG，与 HLA-HLA 抗体复合物结合。在酶底物的作用下显色，通过颜色的变化判断 PRA 的水平和抗体的特异性，也可通过读板纸或相应软件判定 HLA 抗体特异性和 PRA 的阳性率。

【主要试剂与器材】

1. 包被 HLA 混合抗原的微孔板。
2. 冻干质控血清　用无菌去离子水溶解，再用抗体稀释液稀释。
3. 碱性磷酸酶标记的抗人 IgG。
4. 底物 A、底物 B。
5. 终止液。
6. 无菌去离子水、抗体稀释液、洗涤缓冲液。
7. 移液器、酶联免疫检测仪、温箱、离心机、试管等。

【操作方法】

1. 取出冷藏的微孔板，室温平衡 30 分钟。

2. 将待测血清、阴性对照、阳性对照和质控血清加入相应的孔中，每孔 10μl，封板，22～25℃孵育 60 分钟。

3. 取出微孔板，甩出微孔板中的血清，在垫有纸巾的实验台面上叩击微孔板，吸干。每孔加入洗液 100μl，轻轻晃动微孔板，浸泡 30 秒，甩出洗液，叩击反应板，吸干。重复洗板 3 次。

4. 每孔各加入碱性磷酸酶标记的抗人 IgG 10μl，22～25℃温育 40 分钟。

5. 弃去各孔内的液体，在垫有纸巾的实验台面上叩击微孔板，吸干。每孔加入洗液

100μl，轻轻晃动微孔板，浸泡30秒，甩出洗液，叩击反应板，吸干。重复洗板3次。

6. 每孔分别加入10μl的底物A和底物B混合液，37℃避光反应10～15分钟。

7. 每孔加入10μl终止液，混匀后于酶联免疫检测仪上读取吸光度A值，波长为405nm。

【结果判定】

1. 酶联免疫检测仪判读 空白对照、阴性对照、阳性对照以及质控品的吸光度A值均需在试剂盒说明书的可接受范围内。以样本孔吸光度值/阴性对照孔吸光度值≥2.1时判定为阳性。

2. 待检者体内PRA（%）值 PRA值=阳性孔数目/样品孔数目×100%。

3. 参考范围　PRA值<10%，

【注意事项】

1. 洗涤是ELISA实验中关键的步骤，洗涤不充分，可能出现本底过高的现象；洗涤过度，可能会出现假阴性。

2. 实验过程中除底物显色为37℃外，以22～25℃为宜，温度过高或过低都会出现干扰，产生非特异性反应。

3. 酶联免疫检测仪判读结果时，应在显色终止反应后15分钟内读取吸光度值。如因特殊情况需延迟观察结果时，可将反应板贮存于2～5℃冰箱中，此情况下可能会引起反应孔吸光度值降低，产生假阴性结果。

4. 对于强阳性标本，可加大稀释倍数后重新检测。

5. 标本采集严禁在透析过程中或透析后一天内采血，因为透析液会稀释血液，影响检测结果。

【方法评价】

作为HLA抗体的初筛实验，PRA检测将HLA－Ⅰ类和HLA－Ⅱ类纯化混合抗原包被于同一孔中，该法不需要补体，操作简便、快速，结果易于观察判断，每板可同时检测多人份，并可以区分HLA－Ⅰ和HLA－Ⅱ抗体，特异性高，但所用试剂盒价格较贵。

【临床应用】

PRA水平是判断移植受者免疫状态的常用指标。移植前后检测受者血清中PRA水平可以了解受者致敏程度，及时帮助临床医生有效地选择器官和决定移植时机，对于降低术后超急性排斥反应和急性排斥反应的发生，提高器官移植的存活率具有重要意义。

【思考题】

1. 简述PRA的实验原理。

2. 为什么移植前后要检测PRA水平？

（彭契六）

实验四十六　ENA抗体检测

可提取核抗原（extractable nuclear antigens，ENA）可用生理盐水或磷酸盐缓冲液从细

扫码“学一学”

扫码“看一看”

胞核中提取，属非组蛋白的核蛋白，是一组酸性蛋白抗原。包括 Sm、RNP、SS-A（天然 SS-A 和 Ro-52）、SS-B、Jo-1、Scl-70 等。临床常用的检测方法有免疫印迹技术和斑点酶免疫技术。本实验以免疫印迹技术介绍 ENA 抗体检测。

【实验原理】

ENA 抗原经 SDS-聚丙烯酰胺凝胶电泳（SDS-PAGE），按分子量大小形成区带，经标准参照物确定每一抗原区带的分子量，然后转印至硝酸纤维膜上制成抗原吸附载体膜。将待检血清加在已切成细条的硝酸纤维膜上，待检血清中存在的 ENA 抗体可与硝酸纤维膜上的相应抗原区带结合，当加入酶标记抗人 IgG 抗体后形成抗原 - 抗体 - 酶标记抗体复合物，加入底物，即会在相应位置显色，参照区带的相对位置，可辩读出各特异性 ENA 抗体的类型。

【主要试剂与器材】

1. 待检样本　患者血清用样本缓冲液按 1∶101 稀释。
2. 平行包被有多种核抗原的膜条。
3. 酶结合物（10 倍浓缩）使用时用样本缓冲液 1∶10 稀释。
4. 样本缓冲液。
5. 清洗缓冲液（10 倍浓缩）使用时用蒸馏水 1∶10 稀释。
6. 阳性对照（100 倍浓缩）使用时用样本缓冲液 1∶101 稀释。
7. 底物液。
8. 结果判定模板、摇摆式摇床、温育槽。

【操作方法】

1. 预处理　取出所需的膜条，有编号的一面朝上放入温育槽内。槽内各加入 1.5ml 样本缓冲液，在摇床上室温（18 ~25℃）温育 5 分钟后，吸去温育槽内液体。

2. 温育　各温育槽中加入 1.5ml 已稀释的血清样本，在摇床上室温（18 ~25℃）温育 30 分钟。

3. 清洗　吸去槽内液体，在摇床上用 1.5ml 清洗缓冲液清洗膜条 3 次，每次 5 分钟。

4. 温育　各温育槽内加入 1.5ml 已稀释的酶结合物（碱性磷酸酶标记的抗人 IgG），在摇床上室温（18 ~25℃）温育 30 分钟。

5. 洗涤　吸去槽内液体，在摇床上用 1.5ml 清洗缓冲液清洗膜条 3 次，每次 5 分钟。

6. 温育　各温育槽中加入 1.5ml 底物液，在摇床上室温（18 ~25℃）温育 10 分钟。

7. 终止　吸去槽内液体，用蒸馏水清洗膜条 3 次，每次 1 分钟。

【结果判定】

1. 肉眼判读结果　将膜条置于滤纸上干燥，使结果判读模板上的黑色参考线与抗原膜条的参考线对齐，依据阳性条带出现的位置与判读模板的关系判读结果。抗原带无着色或较临界值线着色浅，判定为阴性；抗原带与临界值线着色强度基本相当，判定为临界阳性；抗原带着色强度较临界值线深，判定为阳性。

2. 扫描仪读取结果　将抗原膜条粘贴于结果记录单上，扫描仪自动扫描读取结果。

【注意事项】

1. 试剂盒从冰箱取出后，应在室温（18 ~25℃）平衡 30 分钟，各试剂在使用前应充分混匀。用过的试剂瓶应小心盖紧后在2～8℃保存。

2. 在膜条孵育过程中，勿使抗原膜条干燥。

3. 请用镊子夹取膜条，勿用手直接接触膜条。

4. 完成血清孵育后，倾倒反应液时应注意避免交叉污染。

5. 底物液对光敏感，取液后应立即旋紧盖子。

【方法评价】

该法可同时包被多种高纯度抗原，实现多种抗体的同时检测。阳性反应区带显色颜色的深浅并不能作为抗体滴度高低的判断依据，正常人血清也可含有低滴度的自身抗体，阳性结果须与临床结合综合分析，实验结果仅限于辅助诊断。

【临床意义】

抗ENA抗体可出现于多种疾病中，尤其是自身免疫性疾病，包括夏普综合征（MCTD），系统性红斑狼疮（SLE），干燥综合征，进行性系统性硬化症，多肌炎/皮肌炎、重叠综合征、局限型进行性系统性硬化症（CREST综合征），原发性胆汁性肝硬化等。不同特性的抗ENA抗体在各种自身免疫性疾病中的阳性率有明显差异，有些具有很高的特异性。其在协助诊断和鉴别诊断自身免疫性疾病方面具有重要的临床意义。

【思考题】

1. 什么是ENA？

2. 与SLE疾病活动性相关的抗体有哪些？SLE患者的特征性标志抗体有哪些？

（曾永龙）

实验四十七　抗肾小球基底膜抗体检测

扫码“学一学”

扫码“看一看”

抗肾小球基底膜（GBM）抗体的靶抗原为肾小球基底膜致密板上网状结构的IV型胶原的α3链NC1区，这些抗体直接作用于肺泡基底膜或者是肾小球基底膜。抗GBM抗体与肾小球肾炎、肺出血的发病相关，其检测方法有间接免疫荧光法、免疫印迹法和ELISA法。本实验介绍间接免疫荧光法检测抗GBM抗体。

【实验原理】

用猴肾基质作为抗原片，将稀释样本与预先经过甘氨酸尿素缓冲液预处理的猴肾冰冻切片温育，如果样本是阳性的，特异性IgA、IgG和IgM抗体与相应的抗原结合，在第二次温育时，结合的抗体与荧光素标记的抗人抗体反应，然后在荧光显微镜下观察特异性荧光模型。

【主要试剂与器材】

1. 待检样本　患者血清用PBS吐温缓冲液按1∶10稀释。

2. 生物载片　猴肾基质抗原片。

3. FITC标记的羊抗人IgG。

4. 甘氨酸尿素缓冲液。

5. 阳性对照和阴性对照。

6. PBS 吐温缓冲液　将 1 包磷酸盐溶于 1L 蒸馏水，加入 2ml 吐温 20 并充分混匀。

7. 封片介质。

8. 荧光显微镜、加样板、洗杯、盖玻片、微量加样器等。

【操作方法】

1. 准备　试剂平衡至室温、血清用 PBS 吐温缓冲液按 1:10 稀释。

2. 加样　将加样板放在泡沫板上，按顺序在加样板的每个反应区滴加 25μl 甘氨酸缓冲液，避免产生气泡。加完所有待测样本后再开始温育。

3. 温育　将载片覆有生物薄片的一面朝下，盖在加样板的凹槽里，反应立即开始。确保每一样品均与生物薄片接触且样品间互不接触。室温（18～25℃）温育 30 分钟。

4. 洗涤　用烧杯盛 PBS 吐温缓冲液流水冲洗载片，然后立即将其浸入装有 PBS 吐温缓冲液的洗杯中浸泡至少 15 分钟。有条件的情况下可用旋转摇床进行震荡。洗杯中 PBS 吐温缓冲液最多冲洗浸泡 16 张载片，之后要更换新的 PBS 吐温缓冲液。

5. 加样　将加样板放在泡沫板上，按顺序分别滴加 25μl 稀释后样本至加样板的每一反应区，避免产生气泡。加完所有待测样本后再开始温育。

6. 温育　将载片覆有生物薄片的一面朝下，盖在加样板的凹槽里，反应立即开始。确保每一样品均与生物薄片接触且样品间互不接触。室温（18～25℃）温育 30 分钟。

7. 洗涤　用烧杯重新盛 PBS 吐温缓冲液，并用流水冲洗载片，然后立即将其浸入装有 PBS 吐温缓冲液的洗杯中浸洗至少 5 分钟。有条件的情况下可用旋转摇床进行震荡。用洗杯中 PBS 吐温缓冲液最多冲洗浸泡 16 张载片，之后要更换新的 PBS 吐温缓冲液。

8. 加样　滴加 25μl FITC 标记的抗人球蛋白（荧光二抗）至洁净加样板的反应区，加完所有的荧光二抗方可进行下一步温育。建议使用连续加样器。FITC 标记的二抗使用前需混匀。为节约时间，可在第一次温育的同时滴加二抗至另一个加样板的反应区。

9. 温育　从洗杯中取出一张载片，5 秒内用吸水纸擦去背面和边缘的水分后，立即盖在加样板的凹槽里。注意：为防止破坏基质，不要擦拭反应区的间隙。确保生物薄片与液滴接触良好，然后继续下一张。室温（18～25℃）温育 30 分钟，注意避免阳光直射载片。

10. 冲洗　用烧杯重新盛 PBS 吐温缓冲液，并用流水冲洗载片，然后立即将其浸入装有 PBS 吐温缓冲液的洗杯中浸洗至少 5 分钟。有条件的情况下可用旋转摇床进行震荡。可在每 150ml PBS 吐温缓冲液中加 10 滴伊文斯兰作为衬染。用洗杯中 PBS 吐温缓冲液最多冲洗浸泡 16 张载片，之后要更换新的 PBS 吐温缓冲液。

11. 封片　将盖玻片直接放在泡沫板的凹槽里。滴加甘油/PBS 至盖玻片：每一反应区约 10μl。从 PBS 吐温缓冲液中取出一张载片，用吸水纸擦干背面和四条边缘的水分，注意不要擦拭反应区间隙。将载片覆有生物薄片的一面朝下放在已准备好的盖玻片上，立即查看并轻轻调整使盖玻片嵌入到载片的凹槽里。

12. 结果判断　显微镜下观察荧光模型。

【结果判定】

1. 阳性反应　抗肾小球抗体与肾小球毛细血管的基底膜反应（图 47－1），在肾小球呈现锐利的、连续性的荧光模型，荧光模型与阳性对照必须完全一致，结果报告：阳性（1:稀释滴度）。

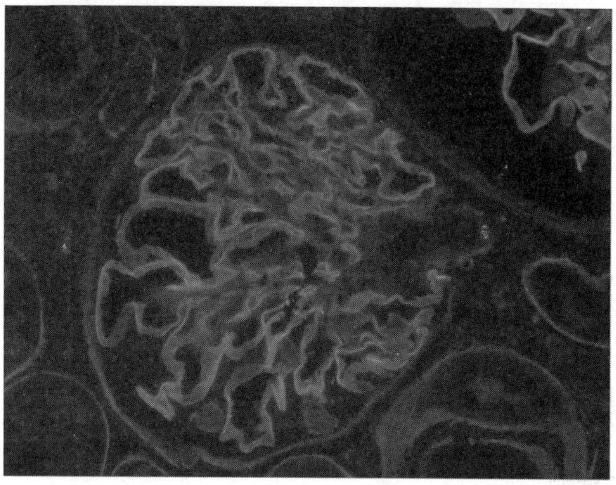

图 47－1　抗肾小球基底膜抗体（40×）

2. 阴性反应　镜下肾组织未见到特异性荧光模型，结果报告：阴性（1∶<10）。

【注意事项】

1. 甘氨酸尿素缓冲液为淡黄色溶液，对热敏感。溶液开封后在 2～8℃可保存 6 个月。

2. 如果阳性对照没有出现特异性荧光模型，或阴性对照出现特异性荧光模型，建议不采用此次实验结果并重新进行检测。

3. 标本进行荧光染色后，应立即用荧光显微镜阅片，一般在 1 小时内完成。

4. 荧光模型与阳性对照必须完全一致。注意与非特异性荧光结合的鉴别。

【方法评价】

1. 猴肾是间接免疫荧光法检测抗肾小球基底膜（GBM）抗体的标准基质。此方法仅适用于人体血清或血浆样本检测。

2. 本实验不能排除非特异性反应的存在，阳性反应荧光模型与阳性对照必须完全一致。

3. 该检测系统的起始稀释度为1∶10，也可以为稀释因子做进一步稀释，如1∶100、1∶1000等，没有检测范围上限，可实现定量检测。

【临床意义】

抗肾小球基底膜（GBM）抗体检测主要用于自身免疫性肾小球肾炎的诊断。0.5%～2%肾小球肾炎患者出现抗肾小球基底膜（GBM）抗体。肺出血－肾炎综合征（Goodpasture syndrome）是自身免疫性肾小球肾炎的一种特殊形式，抗体阳性率为 80%～90%。抗体多为 IgG 亚型，少有 IgA 和 IgM 亚型。抗体滴度和疾病活动性相关。高滴度抗 GBM 提示疾病的预后不佳。如果抗体检测阴性但临床症状表现为抗 GBM 肾炎，建议进行肾活检。检测该抗体有助于对肾小管间质病的鉴别诊断。

【思考题】

1. 如何评价间接免疫荧光法、免疫印迹法和 ELISA 法检测抗肾小球基底膜抗体？

2. 甘氨酸尿素缓冲液预处理生物薄片的作用是什么？

（曾永龙）

扫码"练一练"

附　录

附录一　免疫学实验常用试剂的配制

一、常用酸碱溶液

1. 常用酸溶液的配制

名称	化学式	浓度	配制方法
盐酸	HCl	12mol/L	密度为 1.19 的浓 HCl
		8mol/L	666.7ml 12mol/L 的浓 HCl，加水稀释至 1L
		6mol/L	12mol/L 的浓 HCl，加等体积的水稀释
		2mol/L	167ml 12mol/L 的浓 HCl，加水稀释至 1L
		1mol/L	84ml 12mol/L 的浓 HCl，加水稀释至 1L
硫酸	H_2SO_4	18mol/L	密度为 1.84 的浓 H_2SO_4
		6mol/L	332ml 18mol/L 的浓 H_2SO_4，加水稀释至 1L
		3mol/L	166ml 18mol/L 的浓 H_2SO_4，加水稀释至 1L
		1mol/L	56 ml 18mol/L 的浓 H_2SO_4，加水稀释至 1L
硝酸	HNO_3	16mol/L	密度为 1.42 的浓 HNO_3
		6mol/L	380ml 16mol/L 的浓 HNO_3，加水稀释至 1L
		3mol/L	190ml 16mol/L 的浓 HNO_3，加水稀释至 1L
		2mol/L	127ml 16mol/L 的浓 HNO_3，加水稀释至 1L
醋酸	HAc	17mol/L	密度为 1.05 的 HAc
		6mol/L	353ml 17mol/L 的 HAc，加水稀释至 1L
		2mol/L	118ml 17mol/L 的 HAc，加水稀释至 1L
		1mol/L	57ml 17mol/L 的 HAc，加水稀释至 1L

2. 常用碱溶液的配制

名称	化学式	浓度	配制方法
氢氧化钠	NaOH	6mol/L	240gNaOH 溶于水中，冷却后稀释至 1L
		2mol/L	80gNaOH 溶于水中，冷却后稀释至 1L
		1mol/L	40gNaOH 溶于水中，冷却后稀释至 1L
氢氧化钾	KOH	1mol/L	56g KOH 溶于水中，冷却后稀释至 1L
氨水	$NH_3 \cdot H_2O$	15mol/L	密度为 0.9 的 $NH_3 \cdot H_2O$
		6mol/L	400ml 15mol/L 的 $NH_3 \cdot H_2O$，加水稀释至 1L
		3mol/L	200ml 15mol/L 的 $NH_3 \cdot H_2O$，加水稀释至 1L
		1mol/L	67ml 15mol/L 的 $NH_3 \cdot H_2O$，加水稀释至 1L

3. 常用酸碱的密度和浓度

名称	密度	含量（%）	浓度（mol/L）
盐酸	1.18～1.19	36～38	11.6～12.4
硝酸	1.39～1.40	65.4～68.0	14.4～15.2
硫酸	1.83～1.84	95～98	17.8～18.4
磷酸	1.69	85	14.6
高氯酸	1.68	70.0～72.0	11.7～12.0
冰醋酸	1.05	99.8（优级纯）；99.0（分析纯、化学纯）	17.4
氢氟酸	1.13	40.0	22.5
氢溴酸	1.49	47.0	8.6
氨水	0.88～0.90	25.0～28.0	13.3～14.8

二、缓冲液的配制

1. 标准缓冲液的配制（用于校正 pH 计的标准缓冲液）

	酒石酸盐	邻苯二甲酸盐	中性磷酸盐	硼酸盐
缓冲物	$KHC_4H_4O_6$	$KHC_8H_4O_4$	KH_2PO_4（a） Na_2HPO_4（b）	$Na_2B_4O_7 \cdot 10H_2O$
g/L 溶液 （25℃）	25℃饱和	10.12	a：3.39 b：3.53	3.80
mol/L	0.034	0.04958	0.02490＊	0.009971
密度（g/L）	1.0036	1.0017	1.0028	0.9996
pH（25℃）	3.557	4.008	6.865	9.180
稀释值 $\Delta pH_{1/2}$	+0.049	+0.052	+0.080	+0.01
缓冲容量 β	0.027	0.016	0.029	0.020
温度系数 Δt℃	-0.0014	+0.0012	-0.0028	-0.0082

＊：a、b 均为此浓度。

2. 0.2 mol/L 磷酸盐缓冲液（PBS）的配制（pH 5.7～8.0）

A 液（0.2 mol/L Na_2HPO_4）：$Na_2HPO_4 \cdot 12H_2O$ 71.64g 或 Na_2HPO_4 28.4g，加蒸馏水至 1000ml 。

B 液（0.2 mol/L NaH_2PO_4）：$NaH_2PO_4 \cdot 12H_2O$ 67.2g 或 $NaH_2PO_4 \cdot 2H_2O$ 31.21g，加蒸馏水至 1000ml 。按下表配制。

A 液 + B 液混合后，再按 8.5g/L 加入 NaCl 即可。

pH 25℃	0.2mol/L Na_2HPO_4（ml）	0.2mol/L NaH_2PO_4（ml）	pH 25℃	0.2mol/L Na_2HPO_4（ml）	0.2mol/L NaH_2PO_4（ml）
5.7	6.5	93.5	6.9	55.0	45.0
5.8	8.0	92.0	7.0	61.0	39.0
5.9	10.0	90.0	7.1	67.0	33.0
6.0	12.3	87.7	7.2	72.0	28.0

续表

pH	0.2mol/L	0.2mol/L	pH	0.2mol/L	0.2mol/L
6.1	15.0	85.0	7.3	77.0	23.0
6.2	18.5	81.5	7.4	81.0	19.0
6.3	22.5	77.5	7.5	84.0	16.0
6.4	26.5	73.5	7.6	87.0	13.0
6.5	31.5	68.5	7.7	90.0	10.0
6.6	37.5	62.5	7.8	91.5	8.5
6.7	43.5	56.5	7.9	93.0	7.0
6.8	48.5	51.5	8.0	94.7	5.0

3. 0.015 mol/L pH 6.4 PBS 的配制 取 0.2mol/L NaH_2PO_4 110.3ml，0.2mol/L Na_2HPO_4 39.8ml，NaCl 17.5g，加蒸馏水至 2000ml。

4. 1/15 mol/L PBS 的配制

A 液（1/15 mol/L Na_2HPO_4）：$Na_2HPO_4 \cdot 12H_2O$ 23.87g 或 Na_2HPO_4 9.47g，加蒸馏水至 1000ml 。

B 液（1/15 mol/L KH_2PO_4）：KH_2PO_4 9.07g 加蒸馏水至 1000ml 。按下表配制。

A 液 + B 液混合后，再按 8.5g/L 加入 NaCl 即可。

pH	1/15mol/L Na_2HPO_4（ml）	1/15mol/L KH_2PO_4（ml）	pH	1/15mol/L Na_2HPO_4（ml）	1/15mol/L KH_2PO_4（ml）
5.2	1.8	98.2	6.9	55.2	44.8
5.3	2.6	97.4	7.0	61.1	38.9
5.4	3.6	96.4	7.1	66.6	33.4
5.5	4.2	95.8	7.2	72.0	28.0
5.6	5.2	94.8	7.3	76.8	23.2
5.7	6.7	93.3	7.4	80.8	19.2
5.8	8.4	91.6	7.5	84.1	15.9
5.9	10.0	90.0	7.6	87.0	13.0
6.0	12.3	87.7	7.7	89.4	10.6
6.1	16.0	84.0	7.8	91.5	8.5
6.2	19.1	80.9	7.9	93.1	6.9
6.3	22.6	77.4	8.0	94.4	5.6
6.4	27.0	73.0	8.1	95.7	4.3
6.5	31.8	68.2	8.2	96.8	3.2
6.6	37.0	63.0	8.3	97.5	2.5
6.7	43.4	56.6	8.4	98.0	2.0
6.8	49.2	50.8			

5. 0.05 mol/L 甘氨酸 - HCl 缓冲液的配制 50ml 0.2mol/L 甘氨酸（15.01 g/L）+ Xml 0.2mol/L HCl 混合，加蒸馏水至 200ml。按下表配制。

pH	0.2 mol/L HCl（ml）	pH	0.2 mol/L HCl（ml）	pH	0.2 mol/L HCl（ml）
2.2	44.0	2.8	16.8	3.4	6.4
2.4	32.4	3.0	11.4	3.6	5.0
2.6	24.2	3.2	8.2		

6. 不同 pH 硼酸盐缓冲液

0.2 mol/L 硼酸（H_3BO_3）：硼酸 12.37g 加水至 1000ml。

0.05mol/L 硼砂（$Na_2B_4O_7 \cdot 10H_2O$）：硼砂 19.07g 加水至 1000ml。按下表配制。

pH	0.05mol/L 硼砂（ml）	0.2 mol/L 硼酸（ml）	pH	0.05mol/L 硼砂（ml）	0.2 mol/L 硼酸（ml）
7.4	1.0	9.0	8.2	3.5	6.5
7.6	1.5	8.5	8.4	4.5	5.5
7.8	2.0	8.0	8.7	6.0	4.0
8.0	3.0	7.0	9.0	8.0	2.0

7. pH 8.4 0.1 mol/L 硼酸盐缓冲液　取硼砂（$Na_2B_4O_7 \cdot 10H_2O$）4.29g，硼酸（H_3BO_3）3.4g，加蒸馏水至 1000ml。

8. 0.2 mol/L 醋酸 – 醋酸钠缓冲液（pH 3.7 ~ 5.8）

0.2 mol/L 醋酸钠：称取 $CH_3COONa \cdot 3H_2O$ 27.22g，加蒸馏水至 1000ml。

0.2 mol/L 醋酸：取冰醋酸 11.7ml，加蒸馏水至 1000ml。按下表配制。

pH（18℃）	0.2 mol/L NaAc（ml）	0.2 mol/L HAc（ml）	pH（18℃）	0.2 mol/L NaAc（ml）	0.2 mol/L HAc（ml）
3.7	10.0	90.0	4.8	59.0	41.0
3.8	12.0	88.0	5.0	70.0	30.0
4.0	18.0	82.0	5.2	79.0	21.0
4.2	26.5	73.5	5.4	86.0	14.0
4.4	37.0	63.0	5.6	91.0	9.0
4.6	49.0	51.0	5.8	94.0	6.0

9. Na_2HPO_4 – 柠檬酸缓冲液的配制　0.2mol/L Na_2HPO_4：$Na_2HPO_4 \cdot 12H_2O$ 71.64g 或 $Na_2HPO_4 \cdot 2H_2O$ 35.61g 或 Na_2HPO_4 28.4g，加蒸馏水至 1000ml。

0.1mol/L 柠檬酸：柠檬酸·H_2O 21.01g，加蒸馏水至 1000ml。

pH	0.2mol/L Na_2HPO_4（ml）	0.1mol/L 柠檬酸（ml）	pH	0.2mol/L Na_2HPO_4（ml）	0.1mol/L 柠檬酸（ml）
2.2	4.0	196.0	3.4	57.0	143.0
2.4	12.4	187.6	3.6	64.4	135.6
2.6	21.8	178.2	3.8	71.0	129.0
2.8	31.7	168.3	4.0	77.1	122.9
3.0	41.1	158.9	4.2	82.8	117.2
3.2	49.4	150.6	4.4	88.2	111.8

续表

pH	0.2mol/L Na_2HPO_4（ml）	0.1mol/L 柠檬酸（ml）	pH	0.2mol/L Na_2HPO_4（ml）	0.1mol/L 柠檬酸（ml）
4.6	93.5	106.5	6.4	138.5	61.5
4.8	98.6	101.4	6.6	145.5	54.5
5.0	103.0	97.0	6.8	154.5	45.5
5.2	107.2	92.8	7.0	164.7	35.3
5.4	111.5	88.5	7.2	173.9	26.1
5.6	116.0	84.0	7.4	181.7	18.3
5.8	120.9	79.1	7.6	187.3	12.7
6.0	126.3	73.7	7.8	191.5	8.5
6.2	132.2	67.8	8.0	194.5	5.5

10. 0.05 mol/L Tris－HCl 缓冲液　50ml 0.1mol/L 三羟甲基氨基甲烷（12.11g/L）＋Xml 0.1mol/L HCl，加蒸馏水至100ml。按下表配制。

pH			0.1 mol/L	pH			0.1 mol/L
4℃	25℃	37℃	HCl（ml）	4℃	25℃	37℃	HCl（ml）
26.2	7.1		45.7		8.7	8.1	7.8
	7.2		44.7	8.8	8.2	7.9	22.9
	7.3		43.4	8.9	8.3	8.0	19.9
	7.4		42.0	9.0	8.4	8.1	17.2
8.1	7.5	7.2	40.3	9.1	8.5	8.2	14.7
8.2	7.6	7.3	38.5	9.2	8.6	8.3	12.4
8.3	7.7	7.4	36.6	9.3	8.7	8.4	10.3
8.4	7.8	7.5	34.5	9.4	8.8	8.5	8.5
8.5	7.9	7.6	32.0		8.9		7.0
8.6	8.0	7.7	29.2				

11. 0.2mol/L Tris－HCl 缓冲液（pH 7.6）　将0.2mol/L Tris（24.23g/L）用1mol/L HCl 调节pH至7.6。

12. 0.1mol/L 巴比妥钠－HCl 缓冲液　100ml 0.2mol/L 巴比妥钠（41.24g/L）＋Xml 1mol/L HCl 混合，加蒸馏水至200ml。按下表配制。

pH（18℃）	1mol/L HCl（ml）	pH（18℃）	1mol/L HCl（ml）	pH（18℃）	1mol/L HCl（ml）
6.8	18.4	7.8	11.47	8.8	2.52
7.0	17.8	8.0	9.39	9.0	1.65
7.2	16.7	8.2	7.21	9.2	1.13
7.4	15.3	8.4	5.21	9.4	0.7
7.6	13.4	8.6	3.82	9.6	0.35

13. pH 8.6 0.05mol/L 巴比妥缓冲液　称取巴比妥钠10.3g，巴比妥1.84g，加蒸馏水至1000ml，使之完全溶解。

14. pH 8.2 0.1mol/L 巴比妥缓冲液

（1）称取巴比妥钠 20.6g，巴比妥 3.68g，溶于 750ml 煮沸冷至 95℃的蒸馏水中。

（2）称取乙二胺四乙酸二钠（EDTA 二钠）3.7g，溶于蒸馏水 200ml 中。

（3）在二液混合后加硫柳汞（或叠氮钠）100mg，然后用 NaOH 调 pH 至 8.2，最后加蒸馏水至 1000ml。

15. pH 7.4 巴比妥缓冲液（BBS） 称取 NaCl 85g，巴比妥 5.75g，巴比妥钠 3.75g，$MgCl_2$ 1.017g，$CaCl_2$ 0.166g，逐一加入热蒸馏水中溶解，冷却后加蒸馏水至 2000ml，制成贮存液，4℃保存。应用时，取 1 份贮存液加 4 份蒸馏水稀释配制成应用液，当日使用。

16. 0.1mol/L 碳酸盐缓冲液 0.1mol/L Na_2CO_3：称取 $Na_2CO_3 \cdot 10H_2O$ 28.62g 加蒸馏水至 1000ml。

0.1mol/L $NaHCO_3$：称取 $NaHCO_3$ 8.40g 加蒸馏水至 1000ml。按下表配制。

pH		0.1mol/L	0.1mol/L	pH		0.1mol/L	0.1mol/L
20℃	37℃	Na_2CO_3（ml）	$NaHCO_3$（ml）	20℃	37℃	Na_2CO_3（ml）	$NaHCO_3$（ml）
9.16	8.77	10	90	10.14	9.90	60	40
9.40	9.12	20	80	10.28	10.08	70	30
9.51	9.40	30	70	10.53	10.28	80	20
9.78	9.50	40	60	10.83	10.57	90	10
9.90	9.72	50	50				

注：Ca^{2+}、Mg^{2+}存在时不得使用。

17. 0.1mol/L pH 8.2 甘氨酸缓冲盐水 称取甘氨酸 7.5g，NaCl 8.5g，加蒸馏水至 1000ml，用 1N NaOH 2～3ml 调节 pH 至 8.2。

三、染液

1. 姬姆萨（Giemsa）染液

姬姆萨染料	0.8g
甘油	50ml
甲醇	50ml

将 0.8g 姬姆萨染料加到 50ml 甘油中，混匀，置 60℃水浴箱内 2 小时，不时搅拌。取出凉至与室温相同时加入甲醇 50ml，用磁力搅拌过夜。用滤纸过滤，滤液即为原液。应用时用 PBS（1/15 mol/L，pH 6.4～6.8）或蒸馏水稀释 10 倍。

2. 瑞氏（Wright）染液

瑞氏染料	1.8g
纯甲醇	600ml

将瑞氏染料 1.8g 置于研钵中，加入少量纯甲醇研磨，将溶解的染料移至洁净的棕色玻璃瓶中。分批加入甲醇研磨，直至染料全部溶解。配制的染料置室温 1 周后即可使用。新鲜配制的染料偏碱，放置后可显酸性。染料储存越久，染色效果越好。要封闭保存，以免吸收水分影响染色效果，也可加入 30ml 中性甘油，染色效果更好。

3. 瑞氏－姬姆萨染液 取瑞氏染液 5ml，姬姆萨原液 1ml，加蒸馏水或 PBS（pH 6.40～

6.98）6ml，如生成沉淀须重新配制。

4. 0.5%台盼蓝

台盼蓝　　1.0g

双蒸水　　100ml

将台盼蓝加入双蒸水中充分溶解（配制方法同瑞氏染液），过滤去除沉淀，置4℃或室温保存。临用时用18g/L NaCl溶液1∶1稀释后即可应用。

5. 2%台盼蓝

台盼蓝　　4.0g

双蒸水　　100ml

配制方法同0.5%台盼蓝。

6. 0.2%伊红Y

伊红Y　　0.4g

双蒸水　　100ml

将伊红（曙红Y）加入双蒸水中充分溶解（配制方法同瑞士染液），过滤去除沉淀，置4℃或室温保存。

7. 0.1%中性红

中性红　　1g

双蒸水　　100ml

将中性红加入双蒸水中充分溶解（配制方法同瑞士染液），过滤去除沉淀，置4℃或室温保存。临用前用Hank's液稀释10倍即可用于染色。

8. 氨基黑染色液　将1.0g氨基黑10B溶于1mol/L醋酸50ml中，再加0.1mol/L醋酸钠500ml，混匀后置棕色瓶中保存。

9. 脱色液　冰醋酸3ml，甘油10ml，蒸馏水87ml混匀。

四、其他试剂的配制

1. 95%酒精稀释成各级浓度酒精

终浓度	95%酒精（ml）	蒸馏水（ml）	终浓度	95%酒精（ml）	蒸馏水（ml）
90%	94.7	5.3	45%	47.3	52.7
85%	89.7	10.3	40%	42.1	57.9
80%	84.2	15.8	35%	36.8	63.2
75%	79.0	21.0	30%	31.5	68.5
70%	73.6	26.4	25%	26.3	73.7
65%	68.4	31.6	20%	21.0	79.0
60%	63.1	36.9	15%	15.7	84.3
55%	57.9	42.1	10%	10.5	89.5
50%	52.6	47.4			

2. 磷酸缓冲甘油封固剂（pH 8.0）

0.1mol/L pH 8.0磷酸缓冲液（PB）：取0.2mol/L Na_2HPO_4 94.7ml，0.2mol/L NaH_2PO_4 5.3ml，加蒸馏水至200ml。9份甘油与1份0.1mol/L pH 8.0 PB混合即可。

3. 奈氏试剂（Nessler 试剂）（两种配方均可）

（1）氯化汞6.0g，碘化钾12.4g，20% NaOH 30ml，加蒸馏水至100ml。

（2）碘化汞11.5g，碘化钾8g，加蒸馏水50ml，完全溶解后过滤，加20% KOH 50ml。

4. 阿氏液（Alsever 液） 葡萄糖2.05g，柠檬酸钠（$2H_2O$）0.80g，NaCl 0.42g，蒸馏水100ml，溶解后，以10%柠檬酸调pH 6.1，过滤、分装，0.055 MPa（8磅/吋^2）20分钟灭菌，4℃保存。

5. 肝素抗凝剂 取肝素用Hank's液（或其他溶剂）稀释至终浓度为250U/ml，112℃灭菌15分钟（或115℃ 10分钟）后分装，-20℃保存。用时按每毫升血液加0.1~0.2ml肝素抗凝，或按实验要求浓度配制、使用。

6. 碳酸氢钠溶液 调pH值常用浓度有7.5%、5.6%、3.7%三种。用双蒸水（或去离子水）配制，无菌过滤除菌，小量分装。或110℃灭菌10分钟，分装，置4℃保存。

7. Gey 液

甲液：NaCl 35.0g，KCl 1.85g，Na_2HPO_4 1.50g，KH_2PO_4 0.119g，葡萄糖5.0g，酚红50.0mg，加蒸馏水至1000ml，0.055MPa 20分钟高压灭菌。

乙液：$MgCl_2$ 0.42g，$MgSO_4$ 0.14g，$CaCl_2$ 0.34g，加蒸馏水至100ml，0.055MPa 20分钟高压灭菌。

丙液：$NaHCO_3$ 2.25g加蒸馏水至100ml。

工作液：甲液20ml，乙液5ml，丙液5ml，蒸馏水70ml混匀。

8. TC199 培养液 取199培养基干粉9.9g，溶于三蒸水1000ml中，加温使溶解，加$NaHCO_3$ 1.0g，使pH调至7.2，细菌滤器过滤除菌，分装，4℃保存。

9. 1%酚红 取1g酚红置于研钵中，加入少量1mol/L NaOH研磨，将溶解液移至100ml量瓶中。分批加入1mol/L NaOH研磨，直至酚红完全溶解，所得染液都移入量瓶中，NaOH的用量不能超过7ml。加双蒸水至100ml，过滤，置室温或4℃保存。

10. 0.4%酚红溶液 称取0.4g酚红置于玻璃研钵中，逐渐加入0.1mol/L NaOH，不断研磨直至所有颗粒几乎完全溶解，所加NaOH量应为11.7ml，将已溶解的溶液吸入100ml量瓶中，用双蒸水洗研钵数次，均收集于量瓶中，最后加双蒸水至100ml，摇匀，保存于4℃冰箱备用。

11. Hanks 液 原液甲：NaCl 160g，KCl 8g，$MgSO_4·7H_2O$ 2g，$MgCl_2·6H_2O$ 2g，$CaCl_2$ 2.8g（先溶于100ml双蒸水中），加双蒸水至1000ml，加三氯甲烷2ml防腐，4℃保存。

原液乙：称取$Na_2HPO_4·12H_2O$ 3.04g，KH_2PO_4 1.2g，葡萄糖20.0g，将上述各物溶于双蒸水800ml中，然后加入0.4%酚红溶液100ml，混匀后补加双蒸水至1000ml，加三氯甲烷2 ml防腐，置4℃保存。

应用液：原液甲1份，原液乙1份，双蒸水18份，混合后分装于200ml小瓶中，0.055MPa高压蒸气灭菌15分钟，4℃保存可使用1个月，临用前用无菌的5.6% $NaHCO_3$调pH至7.2~7.6。

12. 无Ca^{2+}、Mg^{2+} Hanks 液 称取NaCl 8g，KCl 0.4g，$NaHCO_3$ 0.35g，$Na_2HPO_4·12H_2O$ 0.152g，KH_2PO_4 0.06g，葡萄糖1g，0.4%酚红5ml，将所有成分依次溶解或加入到双蒸水中，最后补加双蒸水1000ml，以5.6% $NaHCO_3$调整pH至7.4，4℃冰箱保存备用。

13. 1mol/L HEPES 缓冲液 称取HEPES 11.915g，加三蒸水50ml混匀。

注：HEPES，N-2-hydroxyethylpiperagine-N'-2-ethanesulforic acid 为N-2-羟乙基哌

嗪-N'-2-乙磺酸，分子量238.2。

14. RPMI-1640 培养液 取20.8g 的 RPMI 1640，溶解于1800ml 的三蒸水中，加入1mol/L HEPES 缓冲液50ml，然后补充三蒸水至1920ml，混匀后用0.22μm 或更小孔径的微孔滤膜过滤除菌。分装100ml/瓶，4℃保存。

15. 200 mmol/L L-谷氨酰胺溶液

L-谷氨酰胺	2.922g
三蒸水	100ml

溶解后过滤除菌，分装10ml/瓶，-20℃保存。

16. 抗生素配制（1万 U/ml）

青霉素	100万U
链霉素	100万μg
无菌三蒸水	100ml

溶解后无菌操作分装1ml/瓶，-20℃保存。

17. 两性霉素 B 的配制（25μg/ml）

两性霉素 B	2.5mg
三蒸水	100ml

过滤除菌，分装1ml/瓶，-20℃保存。

18. RPMI-1640 完全培养基

RPMI-1640 培养液	100ml
L-谷氨酰胺（200 mmol/L）	1ml
抗生素（青链霉素1万 U/ml）	1ml
两性霉素 B（25μg/ml）	1ml
7.5% $NaHCO_3$	2.8ml
灭活小牛血清	15ml

混匀后即可使用。

19. 无血清 RPMI-1640 培养液

RPMI-1640 培养液	100ml
L-谷氨酰胺（200 mmol/L）	1ml
抗生素（青链霉素1万 U/ml）	1ml
7.5% $NaHCO_3$	2.8ml

混匀后即可使用。

20. Eagle MEM 培养液

（1）将 MEM（标准包装）干粉倒入500ml 三蒸水（温度为18~20℃）搅匀，待溶解。并用另外500ml 三蒸水冲洗 MEM 包装内的剩余粉末，汇集到一块，搅拌直至完全溶解透明。

（2）每升 MEM 加入2.2g $NaHCO_3$（或7.5% $NaHCO_3$溶液29.3ml），同时，也可加入其他补充物如抗生素、HEPES 等。

（3）用1 mol/L NaOH 和1 mol/L HCl 调 pH，pH 可比需要值高出0.1。

（4）滤膜除菌，分装，置4℃保存。

21. ELISA 试剂

（1）包被缓冲液（pH 9.6、0.05mol/L 碳酸盐缓冲液）

Na_2CO_3 1. 59g，$NaHCO_3$ 2. 93g，加蒸馏水至 1000ml。

（2）洗涤缓冲液（pH 7. 4、0. 02 mol/L Tris-HCl-Tween 20）

Tris 2. 42g，1mol/L HCl 13. 0ml，Tween-20 0. 5ml，加蒸馏水至 1000ml。

（3）标本稀释液（PBS-Tween 20）

NaCl	8g
KH_2PO_4	0. 2g
$Na_2HPO_4 \cdot 12H_2O$	2. 9g
KCl	0. 2g
Tween-20	0. 5ml
加蒸馏水至	1000ml

调节 pH 至 7. 4，置 4℃保存。用前根据需要按终浓度 10% 加入小牛血清。

（4）终止液（2mol/L H_2SO_4） 蒸馏水 178. 3ml，逐滴加入浓硫酸（98%）21. 7ml。

（5）底物缓冲液（pH 5. 0 磷酸-柠檬酸缓冲液）

0. 2mol/L Na_2HPO_4（28. 4g/L）	25. 7ml
0. 1mol/L 柠檬酸（19. 2g/L）	24. 3ml
蒸馏水	50ml

（6）辣根过氧化物酶底物液（TMB 使用液）

TMB（10mg/5ml 无水乙醇）	0. 5ml
底物缓冲液（pH 5. 0）	10ml
0. 75% H_2O_2	32μl

22. 麻醉剂（1%戊巴比妥）

戊巴比妥	10g
加生理盐水或 PBS 至	1000ml

溶解过滤后分装，4℃保存。应用于兔及小鼠等动物麻醉。剂量为 20mg/kg 体重。

五、洗液

重铬酸钾与硫酸组成的洗液氧化力强，是实验室最常用的强氧化洗液。洗液的配方较多，可根据实验要求的清洁度选择适当的氧化强度，硫酸含量高的洗涤效果越强。

重铬酸钾（g）	水（ml）	浓硫酸（ml）	氧化去污能力
63	50	1000	高强度
60	300	460	中强度
80	1000	100	低强度

洗液配制时应注意安全，须穿戴耐酸手套和橡皮围裙、长筒胶靴、戴上眼镜，并要保护好面部及身体裸露部分。配制时应选择坚固的容器盛装洗液，如厚塑料桶，并且上面要加厚玻璃盖或塑料盖。配制过程中可使重铬酸钾溶于水中，然后慢慢加浓硫酸，切勿过急，并不停地用玻璃棒搅拌，使产生的热量挥发，配成后清洁液一般为棕红色，待洗液一旦变绿，表示铬酸已经还原，失去了氧化能力，不宜再用，如将该洗液加热，再加适量重铬酸钾，又可重新使用。

（赵彩红）

附录二　常用实验动物的抓取固定、注射和采血方法

一、抓取固定方法

（一）小鼠抓取固定方法

操作者先用右手抓取鼠尾并提起，将小鼠置于鼠笼盖上，使其向前爬行，右手向后拉鼠尾，左手拇指和食指迅速抓住小鼠的两耳和颈部皮肤，将鼠体置于左手心中，翻转鼠体，把后肢拉直，以无名指和小指按住鼠尾及一侧的后肢，这种抓取方法多用于灌胃以及肌内、腹腔和皮下注射等；当进行心脏采血、解剖和手术等实验时，就必须固定小鼠，首先使小鼠呈仰卧位（必要时先进行麻醉），用大头钉将前后肢固定在腊板上；如作尾静脉注射时，可用小鼠尾静脉注射架固定。

（二）大鼠的抓取固定方法

大鼠比较凶猛，抓取时要防止被咬伤手指，通常应带上帆布手套。同抓取小鼠一样，使其在鼠笼上向前爬行，右手向后拉鼠尾，左手拇指和食指迅速抓住大鼠的两耳和颈部皮肤，将鼠体置于左手心中，翻转鼠体，余下三个手指紧捏鼠背皮肤，并调整好大鼠处于手中的姿势。此方法适于灌胃、腹腔注射、肌内和皮下注射。大鼠手术或解剖时，手术前需将大鼠麻醉，并固定于实验板上；如作尾静脉注射时，可采用大鼠固定盒固定。

（三）豚鼠的抓取固定方法

先用手掌迅速扣住鼠背，抓住其肩胛上方，以左手食指和中指扣住豚鼠的颈部，拇指固定住豚鼠的右前肢，将左前肢夹于无名指与中指之间，另一只手固定住双后肢并轻轻托住臀部。

（四）兔的抓取固定方法

1. 抓取　家兔比较驯服，一般不会咬人，但脚爪较锐利，抓取时，家兔会使劲挣扎，要特别注意其四肢，防止被其抓伤。准确的抓取方法是先轻轻启开兔笼门，用手伸入笼内，从头前部阻拦它跑动，兔便安静匍匐不动，此时，用右手把两耳轻轻地压于手心内，并抓住颈背部皮肤将兔提起，然后用左手托住臀部，使兔身的重量大部分落在左手掌上。抓取时不能抓兔耳提取家兔，虽然家兔两耳较长，但并不能承担全身重量，若导致损伤两耳，则给兔耳静脉采血或注射等实验带来极大的不便；也不要拖拉家兔的四肢，以免实验者被其抓伤或造成怀孕母兔的流产；提抓腰部会造成两肾的损伤；提抓背部而不托住臀部或腹部会造成皮下出血。

2. 固定　家兔的固定可根据需要而定，常用的方法如下：

（1）盒式固定　常应用于经口给药，兔耳血管注射、采血或观察兔耳血管变化。

（2）台式固定　常应用于兔脑内接种，颈部、胸部等手术，兔静脉采血或测量血压、呼吸等实验。

（3）马蹄形固定　常用于腰背部，尤其是颅脑部位的实验。用马蹄形固定器可使兔取

用背卧位和腹卧位，是研究中常采用的固定方法。

二、注射方法

（一）皮下注射

先局部消毒后，以左手拇指和食指提起皮肤，然后右手持注射器将针头水平刺入皮下，后放松左手，感觉针头可随意拨动无阻力时，将药液慢慢注入，注射部位随即隆起则表示注入皮下，注射完毕，用棉球压住针刺处，拔出针头，以防药液外溢。不同种类的实验动物注射部位也不同，一般小鼠与大鼠在腹部两侧，小鼠注射量为0.1～0.5ml；大鼠注射量为0.5～1.0ml；豚鼠在后大腿的内侧或小腹部，注射量为0.5～2.0ml；家兔通常选取背部、大腿内侧或耳根部，注射量为1.0～3.0ml。

（二）皮内注射

注射部位以实验动物背部两侧皮肤为宜，并以白毛处为佳。先将注射部位的被毛剪去，消毒后，用左手拇指和食指按住皮肤并绷紧，右手持注射器，将针头紧贴皮肤表层平刺入绷紧的皮内，然后向上挑起再稍刺入，缓慢注入药液，注射时感到有阻力且注射完毕后皮肤出现小圆形丘状隆起即为注入皮内。皮内接种要慢，否则容易使皮肤胀裂或自针孔溢出药液而散播传染。皮内注射量一般为0.1～0.2ml。

（三）肌肉注射

应选择肌肉发达、无大血管通过的部位，豚鼠与家兔一般多选臀部，大鼠与小鼠一般选取大腿内侧或外侧。注射时针头应垂直迅速刺入肌肉，回抽针栓如无回血即可注射药液。小鼠注射量为0.1～0.2ml；大鼠注射量为0.2～0.5ml；豚鼠注射量为0.2～0.5ml；家兔注射量为0.5～1.0ml。

（四）腹腔注射

大、小鼠腹腔注射时，左手抓住动物，使腹部向上，右手将注射针头于下腹部左侧或右侧刺入皮下，向前平推针头0.5～1.0cm，再以45度角刺入腹腔，固定针头，缓缓注入药液，注射时应无阻力，注射后皮肤应无疱隆起。为避免伤及内脏，可使动物处于头低位，使内脏倾向前腔。若实验动物为家兔，注射时将家兔采取仰卧固定，进针部位为下腹部的腹白线离开1cm处。小鼠注射量为0.2～1.0ml；大鼠注射量为1.0～3.0ml；豚鼠注射量为2.0～5.0ml；家兔注射量为5.0～10.0ml。

（五）静脉注射

1. 家兔 注射部位以兔耳外缘静脉为宜，如须多次注射，可先从耳尖处开始，以免损伤的血管形成血栓，影响下次注射。将家兔固定，选一侧耳缘静脉，轻轻弹兔耳并以酒精涂擦，用拇指及食指紧压耳根部，使兔耳静脉怒张。以左手拇指和中指夹住兔耳，以食指垫于耳外缘静脉下，消毒耳尖皮肤，右手持注射器沿血管平行方向刺入，试推进少量注射液，如无阻力且局部也无隆起，表示已进入静脉，将注射液缓缓注入。若失败，再逐步向耳根部移位重新注射。注射完毕，用棉球压住针刺处，拔出针头，防止注射液溢出。

2. 小鼠 选取尾部两侧静脉注射。固定小鼠使尾巴露出或用一大烧杯扣住小鼠露出尾巴，用60℃左右的温水擦拭，或用二甲苯棉球擦拭，使尾部静脉扩张。取出尾巴，擦干消毒，在末端1/3或1/4处用左手捏住尾巴，右手持注射器，将针头从鼠尾侧方静脉刺入，试注入少许注射液，若已刺入静脉，静脉会出现一条白线；如阻力大有隆起则提示针头不在静脉中，应另行注射。注射时多选用$4\frac{1}{2}$号针头。最大注射量为0.5ml。

三、采血方法

（一）小鼠采血方法

1. 断尾采血 当所需血量较少时采用此法。将小鼠固定，露出尾巴并消毒，将鼠尾浸于45℃左右的温水中数分钟或用酒精棉球涂擦，使尾部血管充盈。将鼠尾擦干，用剪刀剪去尾尖1～2mm。然后用手指从尾根部向尾尖捋，血即自由流出。采血结束后，伤口消毒并压迫止血。此法采血每只小鼠可采十余次，每次可采血约0.1ml。

2. 眼眶后静脉丛采血 用左手抓取小鼠并固定，然后将小鼠头部按在平板上，轻轻压迫颈部两侧，使小鼠眼球充分突出，眶后静脉丛充血。右手持毛细采血管（内径为1～1.5mm，长为7～10cm）或续接7号针头的1ml注射器，从内眼角与眼球之间以45°轻轻向眼底方向刺入，并向下旋转，刺入深度为2～3mm，当感到有阻力时停止向下刺入，同时边旋转采血管边退出0.1～0.5mm，边退边吸血，当得到所需血量后，即除去颈部压力，同时将采血器拔出。可在数分钟后同一穿刺孔部位重复采血。体重20～25g的小鼠每次可采血0.2～0.3ml。

3. 摘除眼球采血 用左手抓取小鼠并固定，压迫颈部使眼球突出，将鼠倒置，右手取一眼科弯镊或弯头小止血钳，迅速摘除眼球，并将眼球后包膜捅破，血液快速自眼眶流出或喷出，直至达到取血量。一般可取动物体重4%～5%的血液量。此种方法为一次性取血，取血后动物死亡。

（二）豚鼠采血法

1. 心脏采血 将豚鼠固定，胸腹部朝上，消毒皮肤，用左手探明心脏搏动最强部位，通常在胸骨左缘的正中进针，如果刺中心脏，注射器有搏动感，血液随心脏搏动进入注射器，迅速抽取血液。若抽不出血液，可把针慢慢进入或退出，切不可在胸腔内左右摆动，以免划破心、肺，引起死亡。由于豚鼠身体较小，也可由助手握住前后肢来进行采血（参照豚鼠的抓取固定方法）。每次采血量6～7ml，间隔2～3周后可再次采血。

2. 耳缘切口采血 将耳消毒后，用刀片割破耳缘或用注射针头刺破耳缘，血液即可自切口处流出。采血后用消毒纱布压迫止血5～15秒。每次采血量约0.5ml。

（三）家兔采血法

1. 耳静脉采血 选取耳静脉清晰的兔耳，剪去耳缘毛，用手指轻轻弹兔耳，亦可用棉球蘸取二甲苯或酒精擦拭耳缘静脉使其扩张，然后涂以无菌凡士林以防血凝。用刀片尖沿血流方向切开血管3～5mm，用无菌试管收集流出的血液。用纱布压迫止血，并用酒精擦洗、再用冷水擦洗除去二甲苯。5～10分钟内可放血30～50ml。每3～4天可重新放血，在短期内至少可收集100ml血清。

2. 耳中央动脉采血 经兔耳中央有一条较粗、颜色鲜红的动脉，用浸二甲苯或酒精的棉球擦拭使血管扩张，然后消毒兔耳皮肤，将注射器针头刺入中央动脉抽取血液。每次可收集30～50ml，可每周放血一次。

3. 心脏采血 采血前应禁食18～24小时。助手坐下，用两腿夹住家兔的两后肢及臀部，右手握住右耳根部和右前肢，左手握住左耳根部和左前肢，并且使胸部突出；也可将家兔仰卧固定在解剖台上，剪去心前区毛，消毒，用左手触摸选择心脏跳动最明显处（约在由下向上数第3～4肋间、胸骨左侧外3mm处）垂直进针，当刺入心脏，可感到心脏搏动，随即针管中见回血。如不见血液流出，可调节针头的深浅或方向再行刺入。心脏采血动作要谨慎，否则容易划破心脏使动物死亡。每次可采血20～30ml，可每周采血一次。

4. 颈动脉放血 将家兔仰卧位固定在解剖台上，将头部后仰，使整个颈部伸直露出，将颈部毛除净，用碘酒和酒精局部消毒，并使周围兔毛湿润且一同消毒。沿中线从下颌到胸骨柄处切开皮肤，再将皮肤和皮下组织剥离，将皮肤翻向两侧，在一侧用刀柄继续剥离肌膜和肌肉，在气管平行处可找到淡红色有弹性的颈动脉，再细心把迷走神经与颈动脉分离，使颈动脉游离，在近心端和远心端用止血钳钳住，两止血钳中间靠近远心端再用止血钳夹住颈动脉的一半，用剪刀在靠近远心端止血钳附近剪短颈动脉，然后将远心端夹住颈动脉一半的止血钳伸入采血瓶中，松开近心端止血钳，血液便流入瓶中，直至血液放完。

（四）绵羊颈静脉采血法

将羊按倒，捆缚住羊蹄，助手将羊颈部拉直，头后仰。剪去颈部一侧羊毛，碘酒、酒精棉球消毒皮肤，再以拇指压迫或用止血带扎住颈静脉的近心端，使颈静脉怒张突起（注意止血带不可扎得太紧）。再次消毒静脉处皮肤，左手按压静脉，右手持注射器将针头沿血管平行方向向心端刺入。当进入血管后，即感到针头犹入空隙，稍抽即见血液流出，抽取所需血量。采血完毕，去止血带，用酒精棉球压住针刺处，抽出针头，压迫止血。一般一次采血量为50～100ml。

（五）鸡采血法

1. 静脉采血 将鸡侧卧固定，掀开一侧翅膀，翅膀下可见一条较粗的静脉，小心拔去羽毛，用碘酒和酒精棉球消毒，用左手食指、拇指压迫静脉向心端，使静脉隆起，右手持注射器将针头由翼根部向翅膀方向沿静脉平行刺入血管。采血完毕，用碘酒或酒精棉球压迫针刺处止血。一般可采血10～30ml。

2. 心脏采血 将鸡侧卧固定，左侧向上露出胸部，头向左侧固定，去毛后，找出从胸骨走向肩胛部的皮下大静脉，心脏约在该静脉分支下侧；或由肱骨头、股骨头、胸骨前端三点所形成三角形中心稍偏前方的部位。用酒精棉球消毒后在选定部位垂直进针，如刺入心脏可感到心脏跳动，稍回抽针栓可见回血，否则应将针头稍拔出，再更换一个角度刺入，直至抽出血液。每只鸡可取血30ml，间隔2～3周后可再次采血。

（赵彩红）

附录三　常用玻璃器皿的洗涤

免疫实验通常会用到多种玻璃器皿，清洁的玻璃器皿是实验得到正确结果的先决条件，因此，玻璃器皿的清洗是实验前的一项重要准备工作。通常玻璃器皿用过后，最好在未干燥之前洗涤，尤其是滴管、吸管等，如不能立即洗，也应浸入水中，具体的清洗方法应根据实验目的、器皿的种类和沾污程度等的不同而有所不同。现分述如下。

一、新玻璃器皿的洗涤方法

新玻璃器皿常附着油污、灰尘，且含游离碱较多，对实验结果影响较大，使用前必须清洗干净。最好的方法是先用洗衣粉刷洗，再用自来水洗净，然后置于10%碳酸钠溶液中煮沸，用流水冲净，再置于1%～2%的盐酸溶液浸泡处理数小时或过夜（不少于4小时），再用清水冲洗干净，蒸馏水淋洗三遍，干燥备用。

二、使用过的玻璃器皿的洗涤方法

1. 试管、培养皿、三角烧瓶、烧杯等一般的玻璃器皿，在洗涤前应先将其内容物清除，然后用软刷沾上肥皂或洗衣粉或去污粉等洗涤剂将容器内外仔细刷洗，再用自来水充分冲洗干净。洗衣粉和去污粉较难冲洗干净而常在器壁上附有一层微小粒子，故要用水多次甚至10次以上充分冲洗，或可用稀盐酸摇洗一次，再用水冲洗，如果实验要求器皿更洁净的，在上述洗涤的基础上，可以用洗液处理10分钟，然后用清水将洗液彻底冲净，蒸馏水淋洗三遍，然后倒置于铁丝框内或有空心格子的木架上，在室内晾干，急用时可置于烘箱烘干。玻璃器皿经洗涤后，若内壁的水是均匀分布成一薄层，表示油垢完全洗净，若挂有水珠，则还需用洗液浸泡数小时，然后再用自来水充分冲洗。器皿中如盛有病原微生物，应先高压蒸汽灭菌处理后，将培养物倒去，再按上述洗涤方法清洗。

2. 一般使用过的吸管、滴定管及容量瓶，先用自来水冲洗、沥干，再用洗液浸泡4～6小时或过夜，然后用自来水冲洗，再用蒸馏水淋洗两三遍，干燥备用。吸过血液、血清、糖溶液或染料溶液等的玻璃吸管（包括毛细吸管），使用后应立即投入盛有自来水的量筒或标本缸内，免得干燥后难以冲洗干净。若吸管顶部塞有棉花，则冲洗前先将吸管内的棉花取出再进行冲洗，然后用蒸馏水浸泡，洗净后置于烘箱内烘干备用。吸过含有微生物培养物的吸管应立即投入盛有2%煤酚皂溶液或0.25%新洁尔灭消毒液的标本缸内，24小时后取出进行清洗，或者煮沸30分钟后再进行清洗。

3. 一般用过的载玻片和盖玻片，在不太脏时，可用毛刷沾上去污粉，在玻片上湿擦，然后用水冲净，以干净纱布擦干即可。如用过的载玻片与盖玻片滴有香柏油或其他油污，要先用擦镜纸擦去或浸在醇醚混合液内摇晃几次，使油垢溶解，再在肥皂水中煮沸10～20分钟，用自来水冲洗，用软布或脱脂棉花擦干，然后在弱洗液中浸泡0.5～2小时，自来水冲去洗液，最后用蒸馏水换洗数次，待干后浸入95%乙醇中保存备用。使用时取出擦干或在酒精灯火焰上烧去酒精。用此法洗涤和保存的载玻片和盖玻片清洁透亮，没有水珠。检查过活菌的载玻片或盖玻片应先在2%煤酚皂溶液或0.25%苯扎溴铵溶液中浸泡24小时，然后按上法洗涤与保存。

4. 比色皿使用后立即用自来水反复冲洗，如有污物黏附于内壁，用盐酸或适当溶剂清洗，然后用自来水、蒸馏水冲洗干净，切忌擦拭。洗净后倒置晾干备用。

三、细胞培养所用器皿的洗涤方法

体外细胞对任何有害物质都非常敏感，如微生物产品附带的杂物，前一次细胞培养的残留物及非营养成分的化学物质，均能影响培养细胞的生长，因此对所有培养器皿都要严格彻底的清洗，清洗后的玻璃器皿不仅要求干净透明无油迹，而且不能残留任何物质。具体步骤为：浸泡→刷洗→浸酸→冲洗等四步程序进行。

1. 浸泡新购买的玻璃器皿常带有灰尘，呈弱碱性，或带有铅、砷等有害物质，故先用自来水浸泡过夜、水洗，以使附着物软化，便于刷洗，然后再用2% ~5% 盐酸浸泡过夜或煮沸 30 分钟，水洗。用后的玻璃器皿常带有大量的蛋白质附着，干涸后不易刷洗掉，因此用后要立即用清水浸泡。

2. 刷洗用软毛刷、优质洗涤剂，刷去器皿上的杂质，冲洗晾干。浸泡后的玻璃器皿刷洗时要适度，刷洗次数过多，会使器皿表面产生细微的划痕，不利于细胞的贴壁生长，也会损害器皿的表面光洁度，因此，培养皿及培养瓶不建议用刷子刷洗，对于其他玻璃器皿要选取软毛刷或软布刷洗。此外，洗涤剂会使 pH 上升，所以易选用优质洗涤剂。禁止用去污粉，因其中含有砂粒，会严重破坏玻璃器皿的光洁度。

3. 浸酸，浸酸之前要把洗涤剂完全冲洗去除，将器皿晾干。然后浸泡于洗液中 24 小时，如急用也不得少于 4 小时，浸泡时要使器皿内充满清洁液，勿留气泡，并保证器皿浸泡于液面下。经洗液浸泡后，玻璃器皿残留的末刷洗掉的微量杂质可被完全清除。

4. 冲洗先用自来水充分冲洗，吸管等冲流 10 分钟，瓶皿需每瓶灌满、倒掉，反复 10 ~ 20 次以上。然后再经蒸馏水漂洗 3 次，不留死角。晾干或烘干备用。对已用过的器皿，凡污染者必先经煮沸 30 分钟或置于 3% 盐酸中浸泡过夜，未污染者可不需灭菌处理，但仍要刷洗、洗液浸酸过夜，冲洗等。

（赵彩红）

附录四　微量加样器的使用与校准

微量加样器作为一种简便、快捷的移液量具，已被各级医院检验科及科研单位广泛使用。其吸入量是否准确和使用方法是否得当，直接影响了检验结果的准确性。

一、微量加样器的使用

微量加样器可分为固定容量加样器和可调容量加样器，每种加样器都有专用的聚丙烯吸头，吸头通常为一次性使用。经常使用可调式微量加样器，其取液量取决于装置内活塞上下的移动距离，该距离调节可通过调节轮控制螺杆实现。

（一）使用方法

1. 将相应的吸头安装于微量加样器的顶端，并轻轻旋转一下以确保密封。然后四指并拢握住加样器上部，用拇指按住塞杆顶端的按钮，向下按到第一停点。

2. 垂直握持加样器，将吸头插入待取的溶液中，缓慢平稳地松开按钮，吸取液体，并停留1~2秒。

3. 将吸头提离液面，用吸纸擦干吸头表面附着的液体，小心勿触及吸头口。

4. 排液时吸头紧贴器皿内壁并保持10°~40°倾斜，先将按钮按到第一停点，停留1秒，再按压到第二停点。

5. 排出吸头尖部的剩余溶液，松开按钮，然后提起加样器，按下吸头推杆，将吸头推入废物缸内。

（二）注意事项

1. 设定加样体积时，应从大量程调节至小量程为正常调节方法，逆时针旋转刻度即可。从小量程调节至大量程时，应先调至超过设定体积刻度，再回调至设定体积，这样可以保证加样器的精确度。

2. 安装吸头时，应将加样器垂直插入吸头，左右旋转半圈，上紧即可。切勿为了追求良好的密封性，而将加样器反复撞击吸头来上紧，这样操作会导致吸头变形而影响精度，严重的则会损坏加样器。

3. 吸头浸入角度控制在倾斜20°之内，保持竖直为佳；吸头浸入深度视规格而定（见下表）。

加样器规格	吸头浸入深度（mm）
2μl 和 10μl	1
20μl 和 100μl	2~3
200μl 和 1000μl	3~6
5000μl 和 10ml	6~10

4. 吸有液体的移液器不应平放，吸头内的液体很容易污染加样器内部而可能导致弹簧生锈。

5. 移液器在每次实验后应将刻度调至最大，让弹簧回复原型以延长移液器的使用寿命。

6. 为获得较高的精度，吸头需预先吸取一次样品溶液，然后再正式移液，因为吸取血清蛋白质溶液或有机溶剂时，吸头内壁会残留一层“液膜”，造成排液量偏小而产生误差。

7. 浓度和黏度大的液体，会产生误差，为消除其误差的补偿量，可由试验确定补偿量，补偿量可用调节旋钮改变读数窗的读数来进行设定。

8. 移液器严禁吸取有强挥发性、强腐蚀性的液体。

9. 不要用大量程的移液器移取小体积的液体，以免影响准确度。

二、微量加样器的校准

微量加样器经长期使用，会使弹簧弹力发生变形，加之本身是塑料，不耐摩擦，就会产生误差。为了保证加样器传递液体量的准确性，必须对加样器进行定期校准。

（一）气密性检测

加样器吸满液体后，手持垂直放置15秒，检查吸嘴的尖头有无液滴，如有，则说明漏气。

（二）准确性检测

校准应在无通风的房间，加样器和空气温度在20~25℃之间，相对湿度必须在55%以上。特别是当加样量在 50μl 以下其空气湿度应越高越好，以减少蒸发损失的影响。

1. 量程小于 1μl，建议使用分光光度法检测。将加样器调至目标体积，然后移取染料溶液，加入一定体积的蒸馏水中，测定溶液的稀释度（334nm 或 340nm），重复几次移液操作，计算加样器的精确度。

2. 量程大于 1μl，可以用称重法检测。称重法实验室必备条件是高度灵敏的分析天平（需定期校准）、双蒸水和称量容器。水、加样器和吸头必须具有相同的温度。此法通过对水的称重，转换成体积（体积 = 质量/密度），鉴别加样器的准确性。由于水的密度是随着温度变化而变化，且称量天平本身精确度不符合检测要求，检测又大多在一个开放式空间内操作，偏差在所难免。因而，此种称量法只能现场粗略地判断加样器的准确性，进一步的校准必须在专业的实验室操作进行。

（1）将称量杯置于精密电子天平（精密度 0.00001g）中，待天平显示稳定后，调零。

（2）将加样器的容量调到被检点，并安装合适的吸头。

（3）垂直握住加样器，将按钮按到第一停点，此时将吸头浸入装有蒸馏水（需隔夜存放）的容器内，并保持在液面下 2～3mm 处，缓慢放松按钮，吸取蒸馏水，等待 1～2 秒后离开液面，擦干吸头外的液体。

（4）从电子天平中取出称量杯，将吸头流液口靠在称量杯内壁并成 40°，缓慢地将按钮压到第一停止点，等待 1～2 秒，再将按钮完全按下，然后将吸头沿着称量杯的内壁向上移开。

（5）将称量杯放入天平秤盘，记录此时天平显示出的数值。

（6）重复以上步骤十次，取 10 次测定值的均值作为最后加样器吸取的蒸馏水质量，20℃时水的密度为 0.09982，根据公式：体积 = 质量/密度，从而转换成水的体积，然后按校准结果调节加样器。加蒸馏水的量根据待标定的加样器不同规格而不同，见下表。

加样器规格	标定使用蒸馏水量（μl）	要求重量范围（mg）
0.5～10μl	2	1.75～2.25
5～40μl	10	9.8～10.2
40～200μl	70	69.4～70.6
200～1000μl	300	298.0～302.0
1～5ml	2000	1990.0～2010.0
2～10ml	3500	3485.0～3515.0

（赵彩红）

附录五　离心速度、相对离心力（RCF）和离心时间的计算

一、相对离心力（RCF）计算法

相对离心力（RCF）是指在离心力场的作用下，颗粒所受离心力相当于地球重力的倍数，单位是重力加速度（$9.8m/s^2$）。由以下两个公式可以计算：

1. $RCF(g) = 1.119 \times 10^{-5} \times r \times (r/min)^2$

式中，r = 离心沉淀半径［离心机轴心至离心管底或某一点的距离（cm）］。

2. $RCF(g) = 2.84 \times 10^{-5} \times r \times (r/min)^2$

式中，r = 离心沉淀半径，单位为吋（1 吋 = 2.54cm）

二、离心转速（r/min）计算法

按照上述公式可分别换算出以下两个计算公式：

1. $r/min = \sqrt{\dfrac{g \times 10^5}{1.119 \times r}} = 298.9\sqrt{\dfrac{g}{r}} \approx 300\sqrt{\dfrac{g}{r}}$

2. $r/min = \sqrt{\dfrac{g \times 10^5}{2.84 \times r}} = 187.6\sqrt{\dfrac{g}{r}} \approx 190\sqrt{\dfrac{g}{r}}$

三、离心时间计算法

利用 K 系数和沉降系数（S）来计算离心时间（t）。计算公式如下：

$$t(h) = \frac{K}{S}$$

这个简单公式常用于估算离心时间。式中 S 为沉降系数，由于颗粒直径很小（微米至毫微米级）S 值也很小，一般以 10^{-13} 为一个基本计算单位 S。

K 系数是将物质沉降下来，即溶液澄清难易程度的一个效率指数，故也称“澄清系数”。原则上讲 K 系数越小越容易快速澄清。可按下列公式计算 K 值：

$$K = \frac{2.53 \times 10^{11} \mathrm{In}(Rmax/Rmin)}{(r/min)^2}$$

式中 Rmax 和 Rmin 分别表示离心沉淀的最大半径和最小半径。

由公式可知，K 系数与转速、物质沉降路径有关。当转速改变，或离心管的液量不同（即沉淀路径改变）时，K 值也会变，所以 K 系数是一个变数，可根据沉降路径及转速实际测算。当知道某物质的 S 值时，即可利用以上公式计算出离心时间（h）。利用此公式计算的离心时间，对水平离心最适合；对定角转头而言，实际时间稍小于计算时间。

通常，离心转头 K 值已由厂家说明书中提供，可以直接计算离心时间。但是厂家提供的 K 值都是根据最大沉降路径及在最大转速下计算出来的，利用此值计算的离心时间与实际结果有一定误差，可作为离心时间的初步估计。降低离心速度时所需离心时间也可用下列公式计算：

$$t(h) = \frac{K(\text{最高离心速度})^2}{S(\text{最低离心速度})^2}$$

（赵彩红）

参考文献

[1]丛玉隆．临床实验室管理［M］．北京：中国医药科技出版社，2016.
[2]曾常茜．临床免疫学检验实验指导［M］.3版．北京：中国医药科技出版社，2015.
[3]刘辉．临床免疫学检验技术实验指导［M］．北京：人民卫生出版社，2015.
[4]曹雪涛．免疫学技术及其应用［M］．北京：科学出版社，2010.
[5]柳忠辉，吴雄文［M］.2版．北京：人民卫生出版社，2014.